監修 **田邊一明** 島根大学医学部内科学第四・教授

循環器医が知っておくべき
漢方薬

著▶**北村 順**
神戸海星病院内科部長

文光堂

監修のことば

　2008年5月に私が母校の教授として赴任した際，少ない医局員の中で右腕として助けてくれたのが北村　順先生でした．北村先生は私の大学の7年後輩で，大学から榊原記念病院，天理よろづ相談所病院と勤務され，主に不整脈を中心として循環器内科専門医として活躍されていました．2004年からは出身地である島根県浜田市でお父上・北村健二郎先生と医院を一緒にされていましたが，私が大学に引っ張り出したのです．北村先生は漢方指導医であるお父上を師匠として漢方専門医を取得されており，西洋医学と東洋医学の両方の専門医としてユニークな医師となっておられました．私自身は漢方を学ぶ機会はなく，作用機序とエビデンスを重視する循環器治療の中で，漢方薬が入り込む隙はないと信じていました．ある時，ペースメーカーポケットの感染で入院中の高齢男性患者の血小板数が8.9万/μLと低下しており，再手術に向けて血小板減少が問題となっていました．北村先生から漢方薬（十全大補湯）を試してみましょうと提案があり，半信半疑で経過をみておりましたら血小板数は順調に増加し，21.1万/μLまで達して無事に再手術ができました．機序はよくわからないけど漢方恐るべしです．

　先生方は自分で解決できそうにない症状を患者に訴えられることがありませんか．もちろん西洋医学で考えられる原因を探るのですが，中止できそうな内服薬のない虚血性心疾患患者の「最近食事の味がしない」（→小柴胡湯），高齢者の不整脈，慢性気管支炎の「いつものどに何かひっかかったような感じがして咳が出る」（→柴朴湯），高血圧治療中の中年女性から「冬でも汗をかく，火照る」（→白虎加人参湯），Ca拮抗薬を投与しないと血圧のコントロールができない高齢男性の「足が腫れる」（→柴苓湯）．いずれも2008年からの2年間，外来診察室がとなりであった北村先生に「何か漢方薬でいいの

ないかな？」と尋ねると，「先生，いい漢方薬があります」と教えていただき，患者から名医（私が）の称号を与えていただけた例です．最近は，漢方薬のブームで患者から「先生，漢方薬を出してください」と依頼されることがあります．近年は卒前教育のモデル・コア・カリキュラムの中で漢方に関する教育が実施されており，漢方薬は特別な薬剤ではなくなってきています．しかしながら，臨床の現場で西洋医学と東洋医学を統合した医療を行うためには，北村先生が言われるように師匠が必要のようです．幸い緊急で漢方薬を処方しないといけない患者は循環器内科の外来にはいらっしゃらないと思います．北村先生が神戸に移られた今では，患者さんに「次回の外来までに解決策を考える時間を下さい」とおことわりし，北村先生に「こんな症例で，あんな症状に効きそうな漢方薬をご教示ください」とメールを打つと，候補の漢方薬の名前を挙げていただけます．いっそのこと北村先生に処方集を作っていただき手元に置いておきたいという願いから出来上がったのがこの本です．

　循環器医の先生方にとって，定石と言える治療に抵抗する症例や対応しがたい状況において漢方薬はときに有用です．循環器医が漢方薬を知っておくと役に立ちます．師匠に尋ねるような気持ちでこの本に頼ってみていただけると幸いです．

2013 年 2 月

田邊 一明

CONTENTS

はじめに 2

循環器医として漢方と向き合うコツ 4

漢方エキス製剤の基本的な使い方 8

高血圧 14

高血圧の随伴症状，降圧薬との併用	①体力中等度からやや低下した中年以降の人に…㊼ 釣藤散 ②比較的体力がある人で，季肋部に抵抗があり，便秘がちな人に…⑧ 大柴胡湯 ③虚弱体質だが胃腸の働きは比較的よい人，または疲れやすくて拡張期血圧が高い人に…㊻ 七物降下湯 ④比較的体力があり，のぼせて便秘しがちな女性に…㊶ 桃核承気湯 ⑤赤ら顔の人に…⑮ 黄連解毒湯
降圧薬の副作用	①β遮断薬による冷え，脱力，ふらつき，倦怠感などに…㉚ 真武湯 ② Ca 拮抗薬によるのぼせ，ほてりに…⑮ 黄連解毒湯
高血圧合併 CKD	① ARB または ACEI と併用で…㊻ 七物降下湯

低血圧 24

めまい，ふらつき	①立ちくらみ的にフラッとする感じに…㊴ 苓桂朮甘湯 ②冷えがある人に…㉚ 真武湯
易疲労感，倦怠感，体力低下	①まずは…㊶ 補中益気湯 ②胃腸がとくに弱っていて，めまい，頭痛などが強い場合は…㊲ 半夏白朮天麻湯
糖尿病性自律神経障害	①⑰ 五苓散

めまい・ふらつき 30

フラッとする場合	①まずは…㊴ 苓桂朮甘湯 ②冷えがある人に…㉚ 真武湯
フラフラする場合	①胃腸が弱く，どちらかと言えば冷え症の傾向の人に…㊲ 半夏白朮天麻湯 ②口渇，尿量減少の傾向がある人に…⑰ 五苓散

不整脈・動悸 ……………………………………………………… 34

① 体力標準以上，季肋部の抵抗・圧痛があり，臍上部に動脈拍動を触れる人に… (12) 柴胡加竜骨牡蛎湯
② 体力が低下していて，季肋部の抵抗・圧痛がなく，臍上部に動脈拍動を触れる人に… (26) 桂枝加竜骨牡蛎湯
③ 体力が低下していて，季肋部の抵抗・圧痛があり，臍上部に動脈拍動を触れる人に… (11) 柴胡桂枝乾姜湯
④ 胃腸が弱くない人で，脈が飛び，皮膚が乾燥しがちな人に… (64) 炙甘草湯

浮腫・胸水・心嚢水・腹水 ………………………………………… 40

① 口渇，尿量減少の傾向がある人に… (17) 五苓散
② 水が溜まった背景に炎症がありそうな場合は… (114) 柴苓湯
③ 黄疸，肝障害を伴う腹水・浮腫に… (117) 茵蔯五苓散

心不全 ……………………………………………………………… 44

① 心不全患者の風邪の予防として… (41) 補中益気湯
② 心不全患者の風邪の引き始めに：ゾクゾクッと寒気がしたらすぐに服用… (127) 麻黄附子細辛湯
③ 心不全，浮腫に対する標準治療への追加として… (36) 木防已湯

虚血性心疾患・胸痛 ………………………………………………… 50

急性心筋梗塞の梗塞サイズ縮小
① まずは… (12) 柴胡加竜骨牡蛎湯
② 心不全傾向があれば… (36) 木防已湯

冠攣縮性狭心症治療の補助
① まずは… (36) 木防已湯
② 喉〜胸のつかえ感がある場合やストレスの関与を疑う胸痛に… (16) 半夏厚朴湯
③ 眼の下のくま，舌下静脈の怒張，痔疾，臍傍部の圧痛などがある場合に… (25) 桂枝茯苓丸

器質的疾患のない胸痛，心臓神経症
① まずは… (16) 半夏厚朴湯
② 眼の下のくま，舌下静脈の怒張，痔疾，臍傍部の圧痛などがある場合に… (25) 桂枝茯苓丸
③ 冷え症で血色が悪く，比較的体力の低下した人に… (102) 当帰湯

肥満 56

①臍を中心に膨満して力のある，いわゆる太鼓腹の肥満に…
　(62) 防風通聖散
②汗かきでむくみがちな人の肥満に…(20) 防已黄耆湯

知っておくと便利な処方　侵襲的治療による合併症対策
...... 60

術後の皮下出血	①便秘のない人には…(25) 桂枝茯苓丸
	②便秘がちな人には…(89) 治打撲一方
	③重症例には…(25) 桂枝茯苓丸＋(89) 治打撲一方
術後の創治癒促進	①まずは…(98) 黄耆建中湯
	②貧血傾向，皮膚乾燥がある場合には…(48) 十全大補湯
CCU 症候群，夜間せん妄	①まずは…(54) 抑肝散
	②虚弱体質，胃腸が弱い人には…(83) 抑肝散加陳皮半夏

知っておくと便利な処方　様々な症状・病態に使える漢方
...... 66

呼吸器系	①風邪の予防，微熱，疲労倦怠…(41) 補中益気湯
	②風邪の初期…(127) 麻黄附子細辛湯
	③頭痛がメインの風邪…(124) 川芎茶調散
	④体力がある人の肩こりを伴う風邪，首から上の炎症性疾患（結膜炎，中耳炎，扁桃炎の急性期）…(1) 葛根湯
	⑤発症から数日経った風邪：微熱がある，または口が苦いときに…(9) 小柴胡湯
	⑥咽頭痛がメインの風邪，扁桃炎：体力普通以上…(109) 小柴胡湯加桔梗石膏
	⑦咽頭痛がメインの風邪，扁桃炎：虚弱な人の場合…(138) 桔梗湯
	⑧鼻水・鼻閉がメインの風邪，または花粉症・アレルギー性鼻炎：胃腸虚弱なし…(19) 小青竜湯
	⑨鼻水・鼻閉がメインの風邪，または花粉症・アレルギー性鼻炎：胃腸虚弱あり…(119) 苓甘姜味辛夏仁湯
	⑩乾いた咳が出る風邪，乾性咳嗽・空咳…(29) 麦門冬湯
	⑪痰（膿性）の絡んだ咳が出る風邪，湿性咳嗽…(55) 麻杏甘石湯

	⑫夜布団に入ると開始める咳…(93) 滋陰降火湯
	⑬いつまでも熱，咳，痰が長引く風邪…(91) 竹筎温胆湯
消化器系	①食欲不振，機能性ディスペプシア（FD），体重減少…(43) 六君子湯
	②虚弱体質者の慢性下痢症，お腹が冷えると下痢をする人に… (30) 真武湯
	③過敏性腸症候群…(60) 桂枝加芍薬湯
	④高齢者・虚弱者の便秘：その1…(51) 潤腸湯
	⑤高齢者・虚弱者の便秘：その2…(126) 麻子仁丸
神経・筋肉系	①雨が降る前の頭痛…(17) 五苓散
	②片頭痛・寒冷刺激で起こる頭痛…(31) 呉茱萸湯
	③こむら返り…(68) 芍薬甘草湯
	④こむら返り：一日一包の芍薬甘草湯ではうまく治療できない場合…(68) 芍薬甘草湯＋(23) 当帰芍薬散
腎・泌尿器系	①尿漏れ…(7) 八味地黄丸
	②頻尿…(111) 清心蓮子飲
	③蛋白尿…(114) 柴苓湯
その他の内科系	①貧血・血小板減少…(48) 十全大補湯
	②寝汗，盗汗…(98) 黄耆建中湯
	③脱肛，子宮脱，尿漏れ…(41) 補中益気湯
	④冷え症：高齢者…(7) 八味地黄丸
	⑤冷え症：しもやけあり…(38) 当帰四逆加呉茱萸生姜湯
	⑥冷え症：若い女性…(23) 当帰芍薬散
外科系	①術後癒着性イレウスの予防…(100) 大建中湯
	②リンパ浮腫…(114) 柴苓湯
	③リンパ浮腫：下肢の場合…(20) 防已黄耆湯
整形外科系	①しびれ，坐骨神経痛…(107) 牛車腎気丸
	②五十肩…(88) 二朮湯
	③ぎっくり腰…(68) 芍薬甘草湯
	④変形性膝関節症…(20) 防已黄耆湯
皮膚科系	①老人性瘙痒症，皮膚乾燥によるかゆみ…(86) 当帰飲子
婦人科系	①更年期障害…(25) 桂枝茯苓丸
	②生理痛・月経困難症…(23) 当帰芍薬散

漢方薬の副作用について……………………………………78
甘草による偽アルドステロン症……………………………86
あとがき………………………………………………………90
索引……………………………………………………………91

COLUMN

① 漢方薬は生薬の集合体……13
② ｢証｣とは……23
③ 漢方の診察法……29
④ 腹診によってわかること……39
⑤ 東洋医学的所見のスコア化……65
⑥ 東日本大震災の被災地でも使われた漢方薬―その1……77
⑦ 東日本大震災の被災地でも使われた漢方薬―その2……85

本書に記載した薬剤の使用にあたっては，投与量・方法・適応などを添付文書で必ず参照し，読者ご自身の慎重な判断のもとに使用されることを強く要望いたします．

本書の使い方

低血圧

ズバリ要点

- 自覚症状によって薬を使い分ける
  ⇒めまい，ふらつきがある？
  ⇒易疲労感，倦怠感，体力低下がある？
- 糖尿病性自律神経障害による起立性低血圧には五苓散を一考．

処方例

◆ めまい，ふらつきがある場合

1 立ちくらみ的にフラッとする感じに…
  (39) 苓桂朮甘湯(リョウケイジュツカントウ)　3包(7.5g)/毎食前(2週間分)
  〈保険病名〉めまい，動悸，息切れ，頭痛，ノイローゼ，神経質
  〈注意すべき生薬(1日量)〉甘草 2.0g
  ＊上腹部に振水音があるとより効果が高い

2 冷えがある人に…
  (30) 真武湯(シンブトウ)　3包(7.5g)/毎食前(2週間分)
  〈保険病名〉高血圧症，心臓弁膜症，心不全で心悸亢進，ネフローゼ，慢性腸炎　他
  〈注意すべき生薬〉なし

◆ 易疲労感，倦怠感，体力低下がある場合

1 まずは…
  (41) 補中益気湯(ホチュウエッキトウ)　3包(7.5g)/毎食前(2週間分)
  〈保険病名〉食欲不振，胃下垂，多汗症，脱肛，夏やせ，結核症，病後の体力増強　他
  〈注意すべき生薬(1日量)〉甘草 1.5g

2 胃腸がとくに弱っていて，めまい，頭痛などが強い場合は…
  (37) 半夏白朮天麻湯(ハンゲビャクジュッテンマトウ)　3包(7.5g)/毎食前(2週間分)
  〈保険病名〉高血圧症，めまい
  〈注意すべき生薬〉なし

- 処方選択のポイントです
- 識別番号＊，処方名（読み方），一日量/飲み方（初回処方日数）となっています
- 効能・効果に記載されたものの中から当てはまる保険病名を抜粋しています
- 副作用発現に注意を要する生薬とその含有量を記載しています（「漢方薬の副作用について」参照）
- 効果が出やすい人の特徴です

◆糖尿病性自律神経障害による起立性低血圧の場合

■ ⑰ 五苓散（ゴレイサン）　3包（7.5g）/毎食前（2週間分）
〈保険病名〉めまい，糖尿病，浮腫，頭痛，ネフローゼ　他
〈注意すべき生薬〉なし

解説

　釈迦に説法になりますが，低血圧症の原因として，本態性低血圧，心機能低下，脱水状態，下垂体・甲状腺・副腎機能低下，栄養失調，悪性腫瘍や神経性食欲不振症などの代謝異常，降圧薬やモノアミン酸化酵素（MAO）阻害薬などによる薬剤性，自律神経障害（糖尿病性神経障害，パーキンソン病，シャイ-ドレーガー症候群）などが挙げられます．

　その対策としては，ゆっくり立ち上がる，長時間の立位を避ける，弾性ストッキング着用，規則正しい生活を送る，塩分摂取などの工夫がありますが，生活に支障をきたす場合は昇圧薬の投与を考慮します．

処方例：①メトリジン錠®（2mg）　　　　2錠/分2
　　　　②リズミック錠®（10mg）　　　2錠/分2
　　　　③ドプスカプセル®（100mg）　3カプセル/分3　　（文献1より）

　とはいえ，起立性低血圧の患者さんに過剰な塩分摂取指導や昇圧薬投与を行い，非起立時の血圧まで上げてしまう必要があるとは思えませんし，実際の診療において悩ましいケースがあることは否めません．そういった場合に，漢方をうまく使うことができ，副作用なく患者さんのQOLが向上すればとても喜ばしいことです．

　「高血圧」の項でも述べたように，漢方医学が確立された時代には血圧という概念も低血圧症という病名もありませんでした．したがって，低血圧の漢方治療も，血圧低下の結果生じる自覚症状を判断基準として薬剤選択することになります．

　大きく分けて，二つの目標症状というのがあります．一つはふらつき・めまい，もう一つは易疲労感・倦怠感です．

ふらつき・めまいを伴う低血圧

　ふらつき・めまいがある場合には，苓桂朮甘湯（りょうけいじゅつかんとう）や真武湯（しんぶとう）を考慮します．

　苓桂朮甘湯は，比較的体力が低下した人で，めまい，身体動揺感，立ちくらみなどを訴える場合に用いる薬です．尿量減少や心窩部の振水音を認める（心窩部を他動的

---

* 識別番号は，漢方薬の製薬会社各社でほぼ共通です．本書に記載されている番号は，株式会社ツムラの漢方製剤製品番号に準じました．識別番号ならびに用法・用量は製薬会社により異なる場合がございます．必ずご確認ください．

INDEX

はじめに	2
循環器医として漢方と向き合うコツ	4
漢方エキス製剤の基本的な使い方	8
高血圧	14
低血圧	24
めまい・ふらつき	30
不整脈・動悸	34
浮腫・胸水・心嚢水・腹水	40
心不全	44
虚血性心疾患・胸痛	50
肥満	56
知っておくと便利な処方 侵襲的治療による合併症対策	60
知っておくと便利な処方 様々な症状・病態に使える漢方	66
漢方薬の副作用について	78
甘草による偽アルドステロン症	86

はじめに

　日本の漢方薬は，様々な領域におけるファーストラインの治療薬として世界的に認知されつつあります．
　とくに消化器疾患領域において，その傾向は顕著です．六君子湯（りっくんしとう）によるグレリン分泌促進作用や機能性ディスペプシア（FD）に対する効果は大きな注目を浴びています．
　また，術後癒着性イレウスに対する大建中湯（だいけんちゅうとう）や認知症の周辺症状（BPSD）に対する抑肝散（よくかんさん）なども，標準治療薬として一般臨床の現場に広く受け入れられており，いまや漢方製薬メーカーの稼ぎ頭といってもよい処方となっています．
　しかし，残念ながら循環器診療においては現時点で西洋医学的治療が主役であることには疑いがなく，漢方薬はあくまでも脇役にすぎません．
　そんな中でも，定石といえる治療に抵抗する症例や現代医学では対応しがたい状況において，漢方薬はときに驚くほどの効果を上げます．

　たとえば，拡張型心筋症の患者さんが気道感染を契機に重症心不全を繰り返す場合．

　患者さんに『風邪を引かないように気をつけましょう』と言うのは簡単ですが，患者さんにしてみれば『どうやったら風邪を引かなくて済むの？　そこを教えてよ！』という話です．さあ，皆さんならどう答えますか？
　うがい，手洗いの励行．
　外出するときにはマスクをしましょう．
　抵抗力を落とさないために睡眠を十分にとり，バランスのよい食事を心掛けましょう…といった具合でしょうか．
　しかし，すべてを完璧に実践するのは困難です．そして，それらを可能な限り実践したとしても，残念ながら風邪は引いてしまいますよね．私自身，年に1，2回は風邪を引きますし，拡張型心筋症の患者さんにも『先生に言われたことを守っていたけど風邪引いた…』と言われ，その都度ガッカリ….第一，それだけで本当に風邪を予防できるのなら，風邪薬のCMを各社競って流す必要もないはずです．

　釈迦に説法になってしまいますが，現代の西洋薬に風邪を予防する薬はありません．また，インフルエンザ感染のときの抗インフルエンザ薬は別にして，引いてし

まった風邪を早めに抑えこんでしまうような薬もありません．
　しかし漢方薬を使えば，風邪の予防ができます．万一風邪を引いてしまっても，早めの対策が可能です．時期を逃さず適切な漢方薬を服用すれば，引きかけた風邪は悪化することなく通り過ぎてくれるのです．
　少々文学的な表現になってしまいましたが，これは私自身，身をもって体験してきましたし，何人もの患者さんが実際に体験しておられます．
　『漢方のおかげで，この冬風邪を引きませんでした．こんなことは初めてです』
　『あれ，風邪引いちゃったなぁ…と思っていたけど，早めにあの漢方を飲んだらあっという間に治っちゃったよ』
　そんな喜びの声を頂くことも珍しくありません．
　そして多くの方が，漢方薬の処方継続を望まれます．

　私はもともと不整脈を専門としている循環器内科医ですが，日本東洋医学会認定の漢方専門医でもあります．エビデンスが積み上げられ，高度に進歩した循環器疾患治療学でも対応しきれない病態・症状にきっと漢方薬が役立つと信じて診療を行っています．
　もちろん，漢方薬だけで循環器診療を行おうなどとは夢にも思っていません．
　『漢方だけで治してくれ』と希望される患者さんも少なからずおられますが，適応の判断が大切です．漢方薬が西洋薬の効果を明らかに上回る状況を除けば，漢方薬単独での治療は行いません．『現代医学と漢方治療のいいとこ取りをしましょうよ』と説明しています．

　そんな私が，循環器診療でちょっと役立つ漢方薬を皆さんにご紹介したいと思います．各項目の構成として，「ズバリ要点」⇒「処方例」⇒「解説」＋「症例」という流れにしました．最低限のことだけ知りたい…，実際の処方はどうしたらいいの…という方は，「ズバリ要点」と「処方例」だけ読まれても結構です．もう少し理解してから使ってみたいな…という方は，ぜひ「症例」と「解説」もお読みください．「解説」は少々エッセイっぽくなってしまいましたが，わかりやすく説明したつもりです．きっとお役に立てると思いますので，気楽に読んでください．

　漢方薬は効きます．
　ときには奇跡を起こします．
　使ってみてよかった…と思っていただける日が，きっと来ます．
　古くて新しい漢方の世界に一歩，歩みを進めてください．

循環器医として漢方と向き合うコツ

ズバリ要点

- 東洋医学の世界は，西洋医学とは全く異なる考え方のもとに成り立っている．
- 漢方を本当に学びたければ師匠が必要．
- 循環器診療の範囲内で失敗なく漢方を運用できることを目標とすればよい．
- 漢方は，エビデンスではなく，経験に基づいた医学である．2000年の歴史と経験を信じてみよう．
- 漢方医が行っているのは，処方と「レスポンダー」を合わせる作業である．

解 説

　実は…私自身，独学で漢方（東洋医学）の勉強を始めたころ，西洋医学との違いに大いに戸惑いました．道に迷い，何度もくじけそうになりました．
　『東洋医学でいうところの「腎」とは，腎臓のことではない…』
　『病には六つの病期（病位）がある…』
　『腸の熱を覚ます薬で便秘を治す…』
　『気がうっ滞して腹部膨満を起こす…』
　『脈には浮き沈みがある…』
　『咽中炙臠に半夏厚朴湯…』
　『証に従って治療する…』
　…えっ，腸の熱を覚ます？
　…脈が浮き沈みする？
　…インチュウシャレン？
　…証って何？
　ここはどこ，…私は誰？（…古い）

『漢方はとっつきにくい』
　皆さんも，『漢方はとっつきにくい』，『興味はあるけど手を出しにくい』と思っていませんか？
　そうですよね．それが普通の感覚です．
　東洋医学の世界は，西洋医学とは全く異なる考え方，概念のもとに成り立っています．なにせ漢方は2000年も前の中国で基礎が確立され，日本では江戸時代に大きく花開いたものです．レントゲンはおろか，聴診器もなかった時代の医学です．心筋梗

塞という病名もなく，心臓は「心（しん）」と呼ばれ，精神的なものをも司る臓器と考えられていました．そんな時代の医学ですから，本当に理解しようと思えば西洋医学のことをいったん忘れる必要があります．そう，一から東洋医学・漢方というものを学ぶ…その必要があるのです．西洋医学一辺倒で生きてきた人が，そのパラダイムを頭に残したまま漢方の世界になじむことは，まず不可能なのです．

　正直にいうと…，今でも漢方のすべてを把握しているとは到底思えません（本まで書いておきながらスミマセン！）．漢方専門医として日々の診療にあたり，循環器内科としての患者さんよりも漢方内科の患者さんのほうが多くなっている私でも，いまだに新たな発見の繰り返しなのです．深く，そして広い東洋医学の世界です．

　一口に「漢方」といってもいろいろな流派や考え方があり，漢方用語の意味や概念も流派によって微妙に違っていたりします．

　違いを挙げていけばキリがないのですが，その微妙な違いに悩むだけでも相当な時間と意欲の浪費になります．そして，漢方の勉強が，うっそうとしたジャングルをあてもなく歩くようなものに思えてしまうのです．

　漢方を本当に学びたいと思ったとき，一番よい方法は…『師匠について直接教えを請うこと』です．江戸時代の漢方医もそうであったように，処方の実例を少しでも多く見せてもらい，わからないことは直接疑問をぶつけることができる…それが理想です．しかし，循環器診療の最前線におられる皆さんにとって，師匠についてがっちり漢方を学ぶ機会も時間もないでしょう．

　…ではどうすればよいか．

　『東洋医学の世界全体を理解することをいったん諦め，自分の専門分野の中だけで副作用なく使えるようになる』…それを目標にすることでしょう．

　新たに学ぶ学問の全容をぼんやりと俯瞰し，基本原則や考え方を理解してから勉強を進めていきたい…お気持ちはわかりますが，効率的ではありません．WHO なみに世界の医学全体を見渡さなくても，日本国内だけであれば診療ができるように，漢方医学全体を理解しなくても，循環器診療の範囲内で失敗なく漢方を運用できればいいのですから．

　そこをある程度マスターした後に，自分の専門分野以外でも便利に使ってみたいと思ったら，少しずつ歩みを進め，自分の領域を広げていくのです．

　安心してください．大丈夫です．この本に書いてあることを理解しておけば，循環器領域においてまず副作用や大きな失敗なく使えます．

　もう一つ，循環器医の皆さんが漢方に親しむうえで理解しておくべき重要なポイントがあります．

　それは，漢方がエビデンスではなく，経験に基づいた医学であるということです．

漢方医学は，中国・漢の時代（紀元前202年〜後220年）にその基礎が確立されたといわれています．そこで，「漢」時代の方伎（ほうぎ＝医学）という言葉から，「漢方」と呼ばれるようになりました．
　量の割合も含めれば無数にある生薬の組み合わせの中から，より効果の高い組み合わせとその生薬量が経験的に導き出され，優れた組み合わせには『〇〇湯』，『△△散』といった呼び名がつきました．
　名前のついた優れた漢方処方のうち，より使用頻度が高いと思われたものが，現在漢方エキス製剤として製品化されているのです．
　ですから，この症状にはこの処方（生薬の組み合わせと割合）がよい…ということを，経験の積み重ねによって確認しながら発展していった…それが漢方なのです．
　しかも，それらの漢方処方を，各処方の「レスポンダー」に処方していくという作業を行うのが漢方診療です．
　同じ『風邪症状』の患者であっても，葛根湯（かっこんとう）がよい人や麻黄附子細辛湯（まおうぶしさいしんとう）がよい人がいます．また，同じ人物の風邪でも葛根湯がよい場合や小青竜湯（しょうせいりゅうとう）がよい場合がありますから，『この患者さんの今の症状・今の体調にはこの薬がよい』という判断を経験に基づいて行っていく．それが漢方です（ゆえに，風邪に葛根湯…というキャッチフレーズは正しいようで正しくない）．

『漢方って，本当に効くの？』

　『漢方って，本当に効くの？　大体エビデンスってあるの？』
　漢方の話をすると，よく聞かれる質問です．
　『エビデンスないんでしょ…．使えないよ』
　そうおっしゃる方も，たくさんおられます．
　EBM (evidence-based medicine) や治療ガイドラインに基づく診療を行うことが当たり前になっている皆さんにとって，治療効果についてのエビデンスがあるかどうかが気になるのは当然です．
　しかし，ここで『エビデンスがない＝効果がない』と考えてしまうと，漢方薬を使えなくなってしまいます．
　日本東洋医学会でもEBMの構築を重要なテーマとして取り組んでいますが，東洋医学・漢方というもの自体が経験医学です．そして，同じ漢方薬であってもレスポンダーには効きますが，ノンレスポンダーには効きません．そのレスポンダーを選ぶ作業が漢方をうまく運用するコツだ…ということになってしまうと，レスポンダーとノンレスポンダーが混在する母集団において，治療効果に有意差を出すことはなかなか難しい．そうなってしまうのです．

この本の中でも文献を引用していますが，正直なところエビデンスレベルの高いものはあまりありません．しかも，歴史的な背景もあり，英文の論文は非常に少ない現状です．そして，漢方に関する論文の多くは症例報告です．

　よくある論文のパターンは，『…のような特徴のある患者に○○湯を処方したらこんな効果があった』というものです．○○湯という薬のレスポンダーの特徴を紹介しているのですね．

　レスポンダーの特徴を積み上げていき，レスポンダーを選ぶ精度を高めていくことが，漢方医学の伝統的なスタイルですから，どうしても症例報告が多くなるのです．

　ですから，東洋医学・漢方は基本的にEBMと相容れにくいものだということを理解していただいたほうがよいと思います．

　『エビデンスないんでしょ…使えないよ』，『論文があるといってもエビデンスレベルが低いものばかりでしょ…』と言ってしまわず，『2000年の歴史と経験ねぇ…じゃあちょっと使ってみるか…』と思うことが，漢方に親しむ第一歩になるのです．何人かの著効例を経験すると，皆さんもきっと漢方の魅力に引き込まれることでしょう．

漢方エキス製剤の
基本的な使い方

ズバリ要点

- 漢方薬はエキス製剤で十分効果がある．
- 漢方薬は食前または食間に服用するのが望ましいが，食後でも構わない．1日に3袋飲めばよい…くらいの気持ちで服用してもらったほうがよい．
- エキス製剤は白湯に溶かして服用するとよい．
  湯飲み半分弱の水（約100 mL）＋漢方薬1包⇒電子レンジで20秒が便利．
- 初回処方はまず2週間分から．副作用がなければ長期処方へ移行可能．
- 処方するうえで体力の判断に迷ったときは，体力がない人に使う薬を使っておく．
- 保険病名が処方目的と異なることが多々あるので，慣れるまでは効能を確認すること．

解　　説

　漢方薬には，湯剤（煎じ薬），散剤，丸剤，エキス製剤の4剤形があります．
　湯剤は，生薬を煮詰めてできた煎じ液を飲むという剤形です．散剤は，生薬を薬研（やげん）などで粉末にしたもので，そのまま服用します．丸剤は，生薬の粉末を蜂蜜で固めたものです．これらは古くからある剤形で，生薬の配合や量の調整ができるというよさもありますが，循環器医である皆さんが気軽に処方できるのはエキス製剤でしょう．
　エキス製剤は，原末のエキス粉末に賦形剤として乳糖やデンプンなどを加え，顆粒状や細粒状にしたものです．たとえていうなら，インスタントコーヒー式漢方薬といったところでしょうか．
　生薬量の微調整ができない，生薬の追加・削除ができないといったデメリットはありますが，そこまでしなければならないケースは漢方専門医に任せてしまいましょう．
　エキス製剤は，携帯に便利で長期保存ができます．自宅で煮出す煎じ薬に比べると品質（生薬から抽出された有効成分）のバラツキが少なく，日本全国どこの薬局でも処方可能であるという点も大きなメリットです．また私自身，エキス製剤を中心に漢方処方していますが，正しく運用すれば十分に効果があります．

漢方エキス製剤の服用法

　漢方エキス製剤は1日3回，通常1回に1包ずつを毎食前あるいは食間（食後2時間）に服用します（注：メーカーによっては1日2回の製剤あり）．腹部手術後の癒

着性イレウス予防・治療として頻用されている大建中湯（だいけんちゅうとう）は 1 回に 2 包が常用量ですが，これは特殊なケースです．飲み忘れた場合は食後服用でも構いませんが，吸収の問題で食前あるいは食間のほうがよりよいとされています．

今どきの西洋薬は服用回数がどんどん減っていますね．1 日 1 回服用どころか，骨粗鬆症治療薬に至っては 4 週間に 1 回服用という薬がありますが，間隔があきすぎてかえって飲み忘れてしまいそうです．

それに比べて漢方薬…今どき 1 日 3 回服用というのは，服薬アドヒアランスの観点から考えてもやっぱりちょっとなぁ…と思います．そうなると，当然 "飲み忘れ" が出てきます．

『飲み忘れた薬がたまってきて，2 週間分くらいあります』

と外来で言われることは当たり前．かくいう私自身も，たびたび飲み忘れてしまったり，飲みそびれてしまいます…（反省）．

そんなときには，『1 日 3 回食前に飲むことは難しいので，食前に飲み忘れたら食後でも OK．昼飲み忘れたら，その分を寝る前に回しても OK．とにかく 1 日 3 袋飲むことを目標にしましょう！』と言うようにしています．

薬ですから，体の中に入らなければ効きません．飲み方にこだわりすぎるあまり漢方薬が嫌になってしまわないように，処方箋のうえでの建前と本音をわかりやすく説明するようにしています．できるだけ漢方薬服用の敷居を下げたいのです．

私は，エキス製剤を処方する場合，『100 mL 程度の白湯に溶かしてから服用』というコメントを処方箋に入れるようにしています．

インスタントコーヒーをお湯で溶かして元のコーヒーに戻すがごとく，本来の煎じ薬に近づけてから服用するほうが，吸収の面でもよりよく効くと考えられるからです．また，漢方薬独特の香りにも治療効果があるとされていますから，匂いと味を感じながら服用することをお勧めします（厳密にいうと，有効成分のうち揮発性のものはエキス化の段階で薄くなってしまっている可能性はあるのですが…）．

さらに，低心拍出や β 遮断薬服用によって末梢が冷えている患者さんの体を温める目的で漢方薬を処方する場合は，いっそうお湯に溶かして服用することが望まれます．薬の効果で温めるのみならず，お湯を飲むことで物理的にも温めるということですね．

白湯または水以外の飲み物での服用についてですが，茶類や牛乳，ジュース類での服用は避けたほうがよさそうです．

茶類の中のタンニン成分は，漢方製剤の成分と反応する可能性があります．また，牛乳については蛋白質が漢方の成分と結合して吸収率を低下させるかもしれません．ジュース類も成分と化学変化を起こす可能性をもっています[1]．

漢方薬の処方期間

　次に，処方期間について．

　漢方薬処方に慣れていない先生にとっては，どのくらいの日数分処方すればよいのか…，どのくらいの期間服用すれば効果が出るのか…といったことも，漢方に対する不安材料の一つになっているのではないでしょうか．

　私は，可能な限り初回の漢方薬処方を2週間分としています．仕事の関係でそんなに早くは受診できない…という方もいらっしゃいますが，できるだけ2週間後に再診していただくようお願いします．

　『苦くて，どうしても飲めなかった…』
　『味は問題なかったけど，飲み始めてから胃もたれするようになった…』
　『食前に漢方を飲むと，満腹になってご飯が食べられない…』
　『飲んだら湿疹が出た…』

　皆さんおっしゃることは様々ですが，西洋薬に比べて『飲めなかった』という人の割合が多いのです．ですから，初めから長期の処方をすることは避けています．

　『飲めなかった薬は返せますか？』と患者さんに聞かれることがありますが，一度処方した薬を病院で引き取り，払い戻すことはもちろんできません．結果的に，"飲めなかった薬を返そうとしても払い戻してもらえず，無駄になった…"というマイナスの印象を患者さんに与えてしまいます．

　また，別の問題もあります．漢方生薬は化学合成して作るものではありません．天然の植物や鉱物，動物などの薬用部分を乾燥させ，加工して生薬としているのです．

　生薬資源には限りがありますし，多くの生薬を中国からの輸入に依存しています．中国国内でも漢方生薬の消費が高まっているということですから，中国からの輸出制限が厳しくなれば，日本で漢方薬が使えなくなる可能性もあります．

　ですから，飲めなかった漢方薬が無駄にならないためにも，最初の処方期間は短くしておいたほうがよいのです．

　そのように，まず服用できることを確認し，さらに血液検査などで肝・腎機能や電解質に異常が出ていないことが確認できたら，長期処方に移行してもよいでしょう．

　具体的にいうと，初診から2週間後の再診で服用に問題がないとなれば次は4週間分処方します．4週間分を服用してもらった後，血算，肝・腎機能，電解質のチェックを行い，薬剤性の肝腎障害や偽アルドステロン症に伴う低カリウム血症が起きていないかを調べます．それらに問題がなければ，患者さんの希望も考慮して，以後の処方期間を決定していきます（図参照）．

　どのくらいの期間服用すれば効果が出るか…．これはケースバイケースなので一概

に言えない難しい問題です．

たとえば，こむら返りに処方する芍薬甘草湯（しゃくやくかんぞうとう）などは服用してから30分くらいで効果が出ます．同様に，急な腹痛の際に芍薬甘草湯を服用

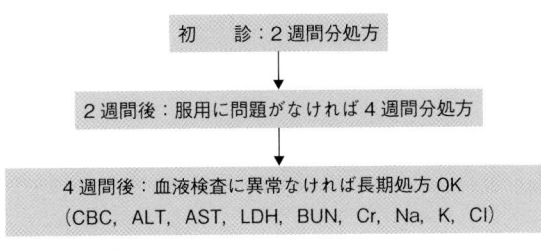

図　処方期間について

しても，同じように30分くらいで治まることがあります（頓服として急性の症状に対応できる薬ですね）．

しかし，処方によっては3ヵ月〜半年近く我慢して飲んでもらっているうちに，ようやく効果が出てくるというものもあります．

たとえば，月経困難症に当帰芍薬散（とうきしゃくやくさん）などの薬を処方する場合．

生理は月に1回しか起こりませんから，毎月受診していただいて様子を確認するのですが，服用開始から3〜4回目の生理で突然うそのように生理痛がなくなっている（軽くなっている）というパターンをとることが多いものです．

『先生，今回の生理は全然痛くなかった！　先月までは全然効いてないと思っていたけど，効いてきたみたい！』とおっしゃることが多い印象です．

また，罹病期間の長いものは，それだけよくなるのにも時間がかかります．

大家と呼ばれるような漢方医が書いた昔の症例集などを読んでいると，服用開始後半年近く経ってようやく効果が出始めた…ということが当たり前のように書いてあります．

もちろん，達人の先生方のもとには難治症例が集まりますから，それだけ治りにくい患者さんが多いということもありますが，半年間効果が出なくてもじっと我慢して服用を続けてもらう…ということは医者の立場からもなかなか勇気のいることです．単に診たてが悪くて処方すべき薬を間違えていたのか…，それとも処方としては間違いでないが病気の勢いが強すぎて治せないのか…それを半年間服用してもらった後に判断するのですから，医者としても責任重大ですからね．

私の診療においても，この薬が合うに違いないという確信があるときは，『すぐには効果が出ないかもしれないが，最低半年は飲んでほしい』と説明したうえで，長期間飲んでもらうこともあります．

いろいろ言いましたが，実際に皆さんが漢方薬を処方されるというときには，3ヵ月が一つの区切りではないでしょうか．それだけ服用してもらって明らかな効果がな

ければその薬は諦める…というスタンスで始めてみてください．

体力の判断が難しいとき…

　漢方薬を処方するうえで，その患者さんの体力・体質にあった薬を処方することはとても大切です．同じ症状であっても，お相撲さんのような体格の人に処方すべき薬と小さなおばあちゃんに処方すべき薬は往々にして異なります．

　体力のある人は抗病反応（病邪に対する生体の反応）も強いですから，病因との激しい戦いに相応しい武器（薬）が必要です．しかし，体力のない人は病邪（ウイルスなどの病因）に対して反応する力も弱いため，強い薬を使ってしまうと，生体の方が消耗してしまいます．強い薬に体が負けてしまった結果，食欲がなくなったり，かえって体調が悪くなったりするのです．

　患者さんの体力を判断する上でお腹の筋力（筋肉の緊張感）をみることは一つの指標となりますが，判断に迷うこともあります（Column ④「腹診によってわかること」39頁参照）．

　そのようなときは，『体力がない人に使う薬』を使っておいた方が安全です．本書の処方例にも『比較的体力がある人で…』や『体力が低下していて…』という処方の目安が出てきますが，迷ったときには『体力が低下している人に使う薬』を選ぶようにしてください．

漢方処方に対する保険病名

　最後に，保険病名について説明します．

　風邪薬として有名な葛根湯（かっこんとう）の効能に『肩こり』があるのをご存知ですか？

　葛根湯について最初に記載された中国の古医書『傷寒論（しょうかんろん）』には，「感染症の初期に，項背部がこわばり，発汗がなく，風が当たると肌が寒くてゾクゾクするような場合には葛根湯がよい」と書かれています（このような記載を条文と呼びます）．

　実際，風邪で葛根湯を処方する際にも，項背部（うなじから両肩）のこりやこわばりがあり，発汗していない…ということが処方決定のポイントとなります（葛根湯のレスポンダーの特徴ということですね．逆にこの特徴に当てはまらない風邪には葛根湯を処方しても効きません）．

　ちょっと話がそれてしまいましたが，そこから派生して，現在は肩こりにも効くとされています．実際のところ，私が葛根湯を処方する場合，風邪で処方するよりも肩こりに対して処方することのほうが多いくらいです．

　そのときに，保険病名としてきちんと『肩こり』とレセプトに記載しておけば長期

処方できるのですが，誤って『感冒』としてしまうと，長期処方分は返戻となってしまいます．ですから，漢方薬を処方したときには適応病名をきちんと調べるようにしておいたほうがよいですね（この本の処方例には保険病名を記載しています）．漢方薬は西洋医学的な保険病名の枠に当てはまらない状況で処方することが多いため，削られる対象になることも多くなります．十分に気をつけていただきたいと思います．

〈文献〉
1) 岡野善郎ほか：スキルアップのための漢方薬の服薬指導，南山堂，東京，14-15，2002

Column ① 漢方薬は生薬の集合体

漢方薬は，生薬の集合体です．生薬それぞれに効能・役割がありますが，複数の生薬を組み合わせることで，ある生薬の副作用を軽減させたり，効果を強めたりしています．
そして，効果に優れた組み合わせには名前がつきました．
[例] 甘草のみ＝甘草湯
　　　甘草＋芍薬＝(68) 芍薬甘草湯
　　　甘草＋芍薬（4.0g）＋桂枝＋大棗＋生姜＝(45) 桂枝湯

また，桂枝湯（けいしとう）と同じ生薬の組み合わせでも，芍薬を4gから6gに増量するだけで桂枝加芍薬湯（けいしかしゃくやくとう）となり，治療する症状も変わってきます．桂枝湯は初期の風邪に用いる薬ですが，桂枝加芍薬湯は過敏性腸症候群などの腹痛が適応です．
[例] 甘草＋芍薬（6.0g）＋桂枝＋大棗＋生姜＝(60) 桂枝加芍薬湯

芍薬の量の増減によって，生薬全体としての個性が変わってくるということなのですから，とても面白いですね．
このようなさじ加減で，治療効果も変わりますから，煎じ薬を用いた漢方治療を行うと，エキス製剤では表現できない処方を作ることができます．まさに，個々の患者さんの症状・体質（証）にあった薬を投与することができるのです．漢方薬の本来の姿です．

一方，相性のよい漢方薬と漢方薬の組み合わせにも，名前がつく場合があります．
[例] (9) 小柴胡湯＋(17) 五苓散＝(114) 柴苓湯
　　　(9) 小柴胡湯＋(16) 半夏厚朴湯＝(96) 柴朴湯
　　　(75) 四君子湯＋(71) 四物湯＝八珍湯
　　　(39) 苓桂朮甘湯＋(71) 四物湯＝連珠飲

八珍湯（はっちんとう）や連珠飲（れんじゅいん）のエキス製剤はありませんが，四君子湯または苓桂朮甘湯と四物湯のエキス製剤をミックスすることで代用できます．また，柴苓湯と柴朴湯はエキス製剤化されていますので，手軽に処方することができます（柴苓湯は「浮腫・胸水・心嚢水・腹水」42頁，柴朴湯は「虚血性心疾患・胸痛」53頁を参照）．

高血圧

ズバリ要点

- 漢方は高血圧の随伴症状緩和に有効である．
- 降圧効果は西洋薬にかなわないが，降圧薬との併用でプラスαの効果は期待できる．
- 軽症例・若年例において，体質（証）に合わせて漢方を処方することができれば，漢方薬単独でも血圧改善できる場合がある．
- 降圧薬の副作用抑制に
    β遮断薬による冷え，脱力，ふらつき⇒真武湯など
    Ca拮抗薬によるのぼせ，ほてり⇒黄連解毒湯など

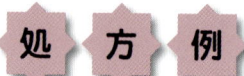

◆ 高血圧に伴うのぼせ，ほてり，頭重感などの随伴症状に，あるいは降圧薬に併用してプラスαの効果を期待して

1 体力中等度からやや低下した中年以降の人に…
  47 釣藤散（チョウトウサン） 3包（7.5g）/毎食前（2週間分）
  〈保険病名〉高血圧，慢性頭痛
  〈注意すべき生薬（1日量）〉甘草1.0g

2 比較的体力がある人で，季肋部に抵抗があり，便秘がちな人に…
  8 大柴胡湯（ダイサイコトウ） 3包（7.5g）/毎食前（2週間分）
  〈保険病名〉高血圧症，肝機能障害，じんま疹，不眠症，胆嚢炎　他
  〈注意すべき生薬（1日量）〉黄芩3.0g，大黄1.0g
  ＊便秘のない人は下痢する可能性あり

3 虚弱体質だが胃腸の働きは比較的よい人，または疲れやすくて拡張期血圧が高い人に…
  46 七物降下湯（シチモツコウカトウ） 3包（7.5g）/毎食前（2週間分）
  〈保険病名〉高血圧に伴う随伴症状（のぼせ，肩こり，耳鳴り，頭重）
  〈注意すべき生薬（1日量）〉地黄3.0g

4 比較的体力があり，のぼせて便秘しがちな女性に…
  61 桃核承気湯（トウカクジョウキトウ） 3包（7.5g）/毎食前（2週間分）
  〈保険病名〉高血圧の随伴症状（頭痛，めまい，肩こり），月経困難症　他

〈注意すべき生薬（1日量）〉大黄 3.0 g，甘草 1.5 g
＊便秘のない人は下痢する可能性あり

5 赤ら顔の人に…
(15) 黄連解毒湯（オウレンゲドクトウ）　3包（7.5 g）／毎食前（2週間分：短期間の処方にとどめること）
〈保険病名〉高血圧，皮膚瘙痒症，胃炎，ノイローゼ　他
〈注意すべき生薬（1日量）〉黄芩 3.0 g，山梔子 2.0 g
＊肝機能に注意！

◆ 降圧薬の副作用に

1 β遮断薬による冷え，脱力，ふらつき，倦怠感などに…
(30) 真武湯（シンブトウ）　3包（7.5 g）／毎食前（2週間分）
〈保険病名〉高血圧症，心臓弁膜症，心不全で心悸亢進，ネフローゼ，慢性腸炎　他
〈注意すべき生薬〉なし

2 Ca拮抗薬によるのぼせ，ほてりに…
(15) 黄連解毒湯（オウレンゲドクトウ）　3包（7.5 g）／毎食前（2週間分）

◆ 高血圧合併 CKD 症例に

1 ARBまたはACEIと併用で…
(46) 七物降下湯（シチモツコウカトウ）　3包（7.5 g）／毎食前（2週間分）

解　説

　昨今の降圧薬の進歩には目を見張るものがあります．私が医者になった20年前には，短時間作用型のニフェジピンを1日3回服用…なんてこともありましたし，血圧コントロール不十分な症例も多かったような気がします．
　ニフェジピンのカプセルにピンク針で穴を開けて薬液を舌下投与…という，今では禁忌とされている急速降圧法もありました．研修医時代の懐かしい思い出です．
　それに比べて，最近の降圧薬は1日1回の服用でとてもよく効きます．一般診療において十分な降圧が得られない症例というのは本当に減ってきましたし，逆に血圧の下がりすぎを心配しなくてはならないこともしばしばです．

高血圧の随伴症状の緩和

　さて，高血圧治療における漢方薬の使い道ですが，高血圧に伴う随伴症状の緩和が

主な目的になります．

　高血圧の随伴症状には，のぼせ，ふらつき，頭重感，耳鳴り，肩こりなどがありますが，そのような症状に対しては漢方薬が優れた効果を発揮するのです．

> **症例1**　高血圧に伴う不眠，ほてりに黄連解毒湯（57歳男性）
> 主　　訴：不眠，ほてり
> 病　　歴：健診で高血圧を指摘され，半年前より他院にてレザルタスLD®1錠，アゼルニジピン（8 mg）1錠を処方されている．血圧は落ち着いてきたが，不眠が改善しないため漢方外来を受診．もともと顔によく汗をかき，ほてりもある．
> 身体所見：血圧142/90 mmHg，脈拍68/分（整），赤ら顔，がっちりした体型
> 処　　方：15 黄連解毒湯　3包（7.5 g）/毎食前
> 経　　過：4週間の服用でほてりは消失し，睡眠の状態も改善．長期服用における副作用を考慮して 47 釣藤散3包/毎食前に変更後も，体調がすこぶるよいとのことで継続中．

　1993（平成5）年に発表された『本態性高血圧症に対する大柴胡湯および釣藤散の効果』という論文があります[1]．

　「証」を研究結果に反映させるため，体格（筋肉質/脂肪ぶとり/普通/やせ），大便（硬く乾燥/普通/軟らかい/下痢），顔色（赤い/普通/青白い）の3項目を点数化し，その結果から患者を実証（≒強壮体質）と虚証（≒虚弱体質）に分類しています（23頁参照）．

　実証の場合は大柴胡湯（だいさいことう）投与群（16例）と非投与群（16例），虚証の場合は釣藤散（ちょうとうさん）投与群（29例）と非投与群（33例）に分け，血圧・脈拍数の変化，頭痛・頭重感・めまい・肩こり・動悸・のぼせ・いらいら・耳鳴り・不眠・不安焦燥感・四肢冷感・四肢のほてり・四肢のしびれ・食欲不振などの自覚症状の改善度を評価しています．

　結果として，実証の症例においては，大柴胡湯投与の前後で血圧の有意な変化は認めませんでしたが，非投与群との群間比較では8週目において有意差を認めました（図1左）．一方，虚証症例では，釣藤散投与群において4，8週後に有意な血圧低下を認めました（図1右）．また，自覚症状については，虚証の症例において釣藤散投与群のほうが非投与群に比べて有意な耳鳴りの改善がみられました．

　そして結論として，「臨床的には確実な降圧効果は得られないが，西洋薬との併用はよい治療の一つと考えられる」と括っています．

　個々の症例の血圧の記載がなく，図1のとおり各群の平均血圧として示されていますので詳細がわかりませんが，漢方薬を証に合わせて処方したとしても平均10 mmHg程度の降圧効果にとどまるということなのです．

　大柴胡湯と釣藤散といえば，生薬の薬理作用から考えても十分に降圧作用を期待できる漢方薬といえますので，その結果は漢方医としても受け入れるべきものです[2]．

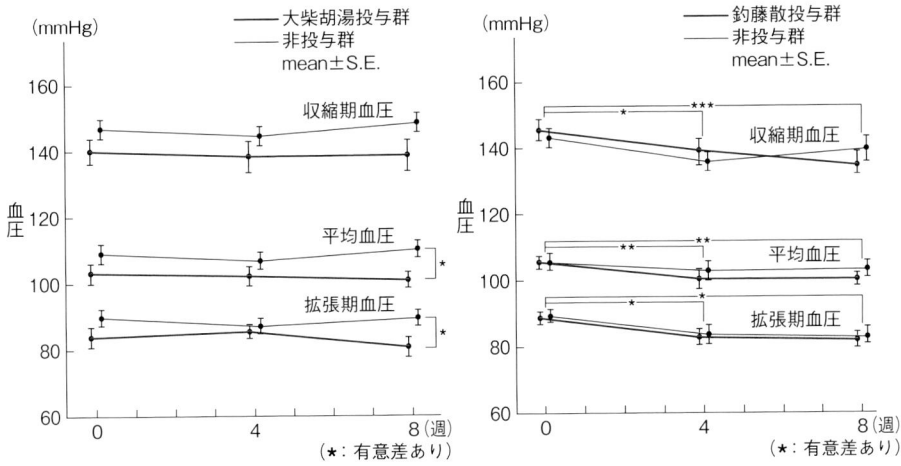

図1 大柴胡湯および釣藤散による血圧の変化
(文献1より引用)

　その後，同じ研究グループ(福岡大学第二内科)は，『ツムラ黄連解毒湯の高血圧症随伴症状に対する二重盲検比較試験』，『Improvement of accessory symptoms of hypertension by TSUMURA Orengedokuto Extract, a four herbal drugs containing Kampo-Medicine Granules for ethical use：A double-blind, placebo-controlled study』という2つの論文を発表しました[3,4]．

　これらは，黄連解毒湯(おうれんげどくとう)の高血圧随伴症状に対する有効性を科学的・客観的に示すことを目的として多施設で行われたプラセボ対照の二重盲検比較試験です．登録症例数は265例で，漢方薬における研究の症例数としてはかなり多い症例数といえます．

　また，除外項目の一つを『漢方医学的に寒・虚証(体力虚弱，体質虚弱，体力の低下した人)と考えられる患者』とし，より「黄連解毒湯証」というものに近づける工夫を行っています．

　この研究においても，残念ながら黄連解毒湯投与による血圧降下に有意差は示されませんでしたが，のぼせ・興奮・精神不安・顔面紅潮・睡眠障害・頭重・頭痛・肩こり・めまい・全身倦怠感などの高血圧随伴症状に有効であることが証明されました．黄連解毒湯は血圧降下によらない機序で高血圧随伴症状を緩和するというわけです．

　一方，降圧という観点で考えると，残念ながら漢方薬は西洋薬(降圧薬)の足元にも及びません．私の漢方外来では，副作用チェックの意味もあって患者さん全員の血圧を毎回測定していますが，漢方薬投与によって驚くほど血圧が下がったというケー

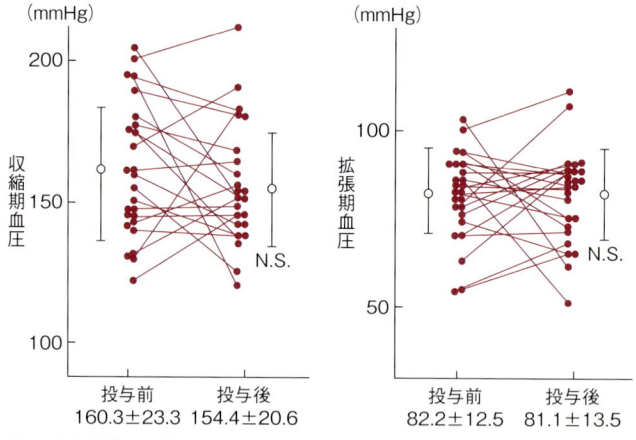

図2 釣藤散投与前後の血圧の変化
（文献5より引用）

スはありません．

　27例の高血圧患者に対して，釣藤散を投与する前後での血圧を比較した研究があります[5]．その結果，投与前収縮期血圧160.3±23.3mmHgに対して投与後の血圧は154.4±20.6mmHgで，降圧効果は約6mmHgでした（統計学的有意差なし）（図2）．しかも，そのうち8例は投与後に血圧が上がっています（この8例は釣藤散のノンレスポンダーだった＝釣藤散証ではなかった…のかもしれません）．

　全体として平均6mmHg血圧を下げたとしても，27例中8例の血圧が上がるようでは，いわゆる降圧薬と同等に扱うことはできません．「証」を考慮する必要があるとすれば，証の判断ができなければ使えないということになってしまいます．

　以上のことから，漢方薬単独で高血圧を治療するのは難しいということがおわかりいただけたと思います．

「証」を考慮した高血圧の漢方治療

　私の外来には「循環器内科／漢方内科」という2つの看板を掲げていますから，患者さんは『漢方で高血圧の治療をしてくれる』と思われるようです（…無理もありません）．

　『降圧薬服用中だが，副作用が怖いので漢方薬で治療したい』，『先生は循環器漢方の先生だから，漢方で血圧も下げてくれるんでしょ』とおっしゃる方が多いのですが，漢方薬だけで降圧薬の代わりをすることはできない…ということを正直に説明しています．漢方に対する期待が大きい分，患者さんの落胆も大きくなりますから，時間をかけて丁寧に説明します．

　ただし，西洋薬の降圧薬と漢方薬を併用することによって，降圧薬を減らすことができる可能性はありますので，『西洋医学と漢方のいいとこ取りをしてみますか』という話もします．患者さんの反応は様々で，降圧薬が少しでも減るなら…という方もおられますが，西洋薬を止められないのなら結構…という方もおられます（他の漢方

医のところに行かれるつもりかもしれません).

そもそも,漢方薬による治療が確立された時代には「高血圧症」という疾患名も「血圧」という概念もありませんでした.

患者さんの訴え(症状)に対して,その症状を改善するための生薬の組み合わせを考え,処方する…これが漢方処方の基本です.顔がほてって,肩がこって,頭重感を訴える…そんな症状の人を現代医学的に考えてみると高血圧だったということが,高血圧に対する漢方治療考察のきっかけなのですね.

その後も漢方薬による高血圧治療の報告は散見されています.
2012(平成24)年に行われた第63回日本東洋医学会学術総会において,漢方薬による高血圧治療に関する症例報告が3演題発表されました[6].
- 漢方随証治療が有効であった高血圧症の3例
    堀川朋恵ほか(北里大学東洋医学総合研究所)
- 更年期女性の高血圧に対して柴胡加竜骨牡蛎湯が有用であった3症例
    長崎直美ほか(横浜元町女性医療クリニック・LUNA)
- 漢方薬単独でコントロールできた高血圧症例の追跡8年後検討
    盛　克己ほか(もり漢方クリニック)

いずれも,「証」という東洋医学的診断に基づいて患者さんに合った漢方薬を処方した結果,有意な血圧改善を認めたというものです(Column ②「「証」とは」23頁参照).その際に用いられた漢方薬は,桂枝茯苓丸(けいしぶくりょうがん),半夏厚朴湯(はんげこうぼくとう),柴胡加竜骨牡蛎湯(さいこかりゅうこつぼれいとう),真武湯(しんぶとう),七物降下湯(しちもつこうかとう),黄連解毒湯など,多岐にわたります.

症例2　証に従った高血圧治療：桃核承気湯(51歳女性)

主　　訴：肩こり,血圧上昇,便秘
現病歴：X年3月より,後頸部から両肩にかけて強いこりを自覚.血圧を測ると150mmHg以上ある.そのためか,のぼせてイライラする.5月19日,整形外科にて肩に注射をしてもらったが効果なく,5月25日当院初診.
身体所見：身長158cm,体重56kg,血圧170/60mmHg,赤ら顔,後頸部から両肩にかけて強いこりあり
東洋医学的所見：舌証：白色～やや黄色の舌苔あり,舌下静脈の怒張あり,脈証：沈実,腹証：腹力中程度,臍上悸あり,臍傍の圧痛(右＜左)あり,少腹急結あり
処　　方：㊿桃核承気湯　3包(7.5g)/毎食前
経　　過：1週間後：1～2回/日の排便あり.肩こりも軽くなってきた.3週間後：肩こり・便秘 許容範囲.血圧は140/76mmHgに改善していた.

私の経験した症例2を提示しましたが，いわゆる本態性高血圧よりも生活習慣・体調・体質などの歪みからカテコラミン分泌が過剰となり，結果的に血圧が上昇しているような症例に対しては，漢方薬単独でもある程度効果が期待できるようです．血圧を上げている"原因"に対して，漢方薬を効かせていく…そういう考え方です．

　いろいろ言いましたが，「処方例」に挙げた薬を，それぞれの特徴に合わせて使ってみてください．あまり難しく考えず，ザックリとした印象でセレクトしてもらえばよいと思います．レスポンダーに当たれば，思いがけない効果が発揮されるかもしれません．

降圧薬の副作用軽減

　高血圧診療における漢方薬のもう一つの使い道として，降圧薬の副作用軽減があります．

　西洋薬の副作用軽減のために漢方薬を併用するということは，癌治療の世界においてはもはや一般的となっています．抗癌剤による下痢・嘔気・嘔吐，末梢神経障害などの副作用に対して，漢方薬は日常的に使われるようになっているのです．

　循環器診療においても，よほどのことがない限り継続しておきたい薬があります．たとえば，拡張型心筋症におけるβ遮断薬や，冠攣縮性狭心症におけるCa拮抗薬などです．そういった薬の副作用を漢方薬で軽減させることができれば，とても喜ばしいことです．

　また，高血圧治療でも，Ca拮抗薬を使わなければ十分な降圧が達成できない症例や，頻脈傾向があってぜひβ遮断薬を使いたい状況もあります．しかし，それらの薬で副作用が出てしまった場合に，副作用を抑える漢方薬を使うという選択肢もあるのです．

　東洋医学では，薬物や飲食物には性格（性質）があると考えます．体を温める性質を熱性（温性），冷やす（冷ます）性質を寒性（涼性）といいます．

　漢方生薬でいえば，熱性・温性の生薬には附子（ぶし），乾姜（かんきょう），呉茱萸（ごしゅゆ），桂皮（けいひ），当帰（とうき），人参（にんじん）など，寒性・涼性の生薬には石膏（せっこう），黄連（おうれん），大黄（だいおう），芒硝（ぼうしょう），粳米（こうべい），薄荷（はっか）などがあります．

　その考え方を降圧薬に応用すると，Ca拮抗薬は熱性（温性），β遮断薬は寒性（涼性）と考えることができます．Ca拮抗薬の副作用には，顔面紅潮，熱感，のぼせ，動悸，浮腫などがありますが，これはまさに体が温まったために起きている症状といえるでしょう．前述のとおり，黄連解毒湯は降圧作用を介することなく，ほてりやのぼせを改善させます．したがって，Ca拮抗薬によるほてり，のぼせにも黄連解毒湯

は有効です．

ただし，黄連解毒湯の構成生薬の一つである黄芩（おうごん）はときに重篤な肝機能障害を引き起こしますので，投与する際には定期的な肝機能チェックが必要です（「漢方薬の副作用について」81頁参照）．

また，β遮断薬の副作用には，倦怠感，脱力感，ふらつき，めまい，しびれ，末梢循環障害，眠気などがあり，これらは体が冷えてしまったために起きているものと考えることができます．その症状に対応するためには，体を温める漢方薬である真武湯がよいでしょう．

症例3 β遮断薬の副作用に真武湯（76歳女性）

主　　訴：倦怠感，冷え
病　　歴：他院で高血圧治療中．β遮断薬を追加処方されてから身体がだるく，冷えるようになり受診．もともと冷え症だった．
身体所見：身長157cm，体重43kg，青白い顔，やせ気味
考　　察：陰証・寒証の高齢女性に血管収縮作用をもつβ遮断薬が追加されたことにより冷えが増悪した．
処　　方：㉚ 真武湯　3包（7.5g）/毎食前
経　　過：倦怠感，冷えともに改善した．

拡張型心筋症におけるカルベジロールやメトプロロールは，予後に影響する薬ですから，よほどのことがない限り継続したいと考えるものです．

β遮断薬によって良好な状態が維持できている拡張型心筋症の患者さんが，『（β遮断薬を飲み始めてから）手足が冷えるようになった…』あるいは『体がだるくて何もする気が起こらない』とおっしゃったとき，皆さんならどうされますか？

『それは大変ですね．β遮断薬は中止しましょう』と答える方はおられないでしょう．しかし，患者さんにとってはそれが切実な副作用であるということもあります．実際，漢方内科の外来には，『足が冷える』という症状だけで受診される方が非常に多くおられるのですから．

そこで，『そうですか…．β遮断薬は心臓のために大切な薬ですから，冷えのほうは我慢して下さい』と答えるのではなく，『そうですか…．β遮断薬は心臓のために大切な薬ですから続けましょう．その代わりに，副作用を緩和してくれる漢方薬を併用してみませんか？』と言うことができれば，患者さんもわれわれ医師もハッピーではないですか．

高血圧合併CKDに七物降下湯

最後に，高血圧合併CKD症例に有効性が示されつつある漢方薬として，七物降下

湯をご紹介します．

　七物降下湯は，昭和を代表する漢方家である大塚敬節先生（日本東洋医学会初代会長）が考案された薬です．医療用漢方製剤はたくさんありますが，最も成立年代が新しい薬ということになります．もともとは大塚先生自身の高血圧と眼底出血を治療するために考案された薬ですが，その後の使用経験から，七物降下湯証（レスポンダー）の特徴を『疲れやすくて，最低血圧の高いもの，尿中に蛋白を証明し，腎硬化症の疑いのあるもの，腎炎のための高血圧症』と著書の中で述べられています[7]．

　その特徴を裏付けるような臨床研究があります[8]．第一選択薬としてARBまたはCa拮抗薬で治療中の高血圧合併CKD症例に対して七物降下湯エキス顆粒を併用し，腎機能に対する影響をみたものです．その研究によると，9症例に対して6ヵ月間投与したことにより，収縮期血圧が平均132mmHgから125mmHgに低下傾向を示しました．また，血清クレアチニン値は平均2.0mg/dLから1.8mg/dLに低下し（$p<0.05$），尿蛋白も減少傾向となりました．これらのことから，高血圧合併CKD症例に対する七物降下湯の併用は頭に置いていただいてもよいのではないかと思います．

〈文献〉

1) 佐々木淳ほか：本態性高血圧症に対する大柴胡湯および釣藤散の効果．臨床と研究 70：269-279，1993
2) Yang Q et al：Effect of Choto-san on hemorheological factors and vascular function in stroke-prone spontaneously hypertensive rats. Phytomedicine 9：93-98, 2002
3) 荒川規矩男ほか：TJ-15 ツムラ黄連解毒湯の高血圧症随伴症状に対する二重盲検比較試験．臨床と研究 80：154-172，2003
4) Arakawa K et al：Improvement of accessory symptoms of hypertension by TSUMURA Orengedokuto Extract, a four herbal drugs containing Kampo-Medicine Granules for ethical use：A double-blind, placebo-controlled study. Phytomedicine 13：1-10, 2006
5) 吉賀　攝ほか：高血圧疾患者の自覚症状に対する釣藤散の効果．漢方医学 15：19-23，1991
6) 日本東洋医学会雑誌 63（Suppl）：184，234，236，2012
7) 大塚敬節：症候による漢方治療の実際，第5版，南山堂，東京，207-209，2004
8) 小野孝彦ほか：漢方治療の追加による高血圧合併の慢性腎臓病への有用性．日本内科学会雑誌 101：281，2012

Column ② 「証」とは

ところで,「証」って何でしょう.

実は,この証の判断が漢方薬選択のすべてといってもよいものですが,聞き慣れない言葉なので皆さんピンとこないのではないでしょうか.

日本東洋医学会学術教育委員会が作成した『専門医のための漢方医学テキスト—漢方専門医研修カリキュラム準拠—』というテキストから,「証とは」という項目を引用してみましょう(表参照)[1].

おわかりいただけましたか？

「証」というのは,病態の経時的変化の中における『ある一時点での診断』を意味します.現代医学的にいえば『風邪／感冒』という診断名でひとくくりになってしまう病態でも,初めは寒気と頭痛程度だったが,ずるずると経過が長引き,そのうちに口が苦く感じられるようになってきて吐き気までするようになって…というふうに主症状や病態は変化していきます.

表 証とは

生体に健康状態を阻害する因子(病因)が作用すると,生体は主として防御的な反応を呈する.漢方医学の基礎は,病因に対する生体反応の様式,あるいは生体反応によって生じた状態(病態)を漢方医学的に認識し,その病態に対応した治療手段を講ずることである.この漢方医学的な病態あるいは漢方医学的診断が証である.証は生体反応によって生ずる病態であるから,臨床経過に伴って時々刻々変化し得るものであり,証に対応した治療方法も経時的に変化せざるを得ない.証の変化は,急性疾患においては急速であり,慢性疾患では緩慢なことが多い.いずれにしても,その時点における病態に対応し,いかに病態を改善するかを求めてきた漢方は,治療学が中心をなす.

(文献1より引用)

このような状況を東洋医学的にみていくと,初めの時期は『桂枝湯(けいしとう)証＝桂枝湯が効く状態(桂枝湯のレスポンダー)』だったが,口が苦くなり吐き気がするようになってからは『小柴胡湯(しょうさいことう)証＝小柴胡湯が効く状態(小柴胡湯のレスポンダー)』に変わった…と考えます.

疾患には経過があり,その経過の中のどの時点にいるのかを考えてつけたその時点での診断名が証ということになるかもしれませんね.

慢性疾患の場合は経過がゆっくり変化しますので,「証」がそれほど急速に変化することはありませんが,その時点での病態という意味で『○○湯証』という証を判断し,その○○湯を処方していきます.それが高血圧治療であれば,黄連解毒湯証であったり,釣藤散証であったりするのです.同じ人の高血圧であっても,元気な60歳のころは黄連解毒湯証だったのが,80歳を過ぎると釣藤散証に変化する…そういうこともあります.

1) 日本東洋医学会学術教育委員会：専門医のための漢方医学テキスト—漢方専門医研修カリキュラム準拠—, 南江堂, 東京, 2009

低血圧

ズバリ要点

- 自覚症状によって薬を使い分ける
    - ⇒めまい，ふらつきがある？
    - ⇒易疲労感，倦怠感，体力低下がある？
- 糖尿病性自律神経障害による起立性低血圧には五苓散を一考．

処方例

◆ めまい，ふらつきがある場合

1 立ちくらみ的にフラッとする感じに…

(39) **苓桂朮甘湯**（リョウケイジュツカントウ）　3包（7.5g）／毎食前（2週間分）

〈保険病名〉めまい，動悸，息切れ，頭痛，ノイローゼ，神経質
〈注意すべき生薬（1日量）〉甘草2.0g
＊上腹部に振水音があるとより効果が高い

2 冷えがある人に…

(30) **真武湯**（シンブトウ）　3包（7.5g）／毎食前（2週間分）

〈保険病名〉高血圧症，心臓弁膜症，心不全で心悸亢進，ネフローゼ，慢性腸炎　他
〈注意すべき生薬〉なし

◆ 易疲労感，倦怠感，体力低下がある場合

1 まずは…

(41) **補中益気湯**（ホチュウエッキトウ）　3包（7.5g）／毎食前（2週間分）

〈保険病名〉食欲不振，胃下垂，多汗症，脱肛，夏やせ，結核症，病後の体力増強　他
〈注意すべき生薬（1日量）〉甘草1.5g

2 胃腸がとくに弱っていて，めまい，頭痛などが強い場合は…

(37) **半夏白朮天麻湯**（ハンゲビャクジュツテンマトウ）　3包（7.5g）／毎食前（2週間分）

〈保険病名〉高血圧症，めまい
〈注意すべき生薬〉なし

◆ 糖尿病性自律神経障害による起立性低血圧の場合

❶ ⑰ **五苓散**（ゴレイサン）　3包（7.5g）/毎食前（2週間分）
〈保険病名〉めまい，糖尿病，浮腫，頭痛，ネフローゼ　他
〈注意すべき生薬〉なし

解　説

　釈迦に説法になりますが，低血圧症の原因として，本態性低血圧，心機能低下，脱水状態，下垂体・甲状腺・副腎機能低下，栄養失調，悪性腫瘍や神経性食欲不振症などの代謝異常，降圧薬やモノアミン酸化酵素（MAO）阻害薬などによる薬剤性，自律神経障害（糖尿病性神経障害，パーキンソン病，シャイ-ドレーガー症候群）などが挙げられます．

　その対策としては，ゆっくり立ち上がる，長時間の立位を避ける，弾性ストッキング着用，規則正しい生活を送る，塩分摂取などの工夫がありますが，生活に支障をきたす場合は昇圧薬の投与を考慮します．

　処方例：①メトリジン錠®（2mg）　　　2錠/分2
　　　　　②リズミック錠®（10mg）　　2錠/分2
　　　　　③ドプスカプセル®（100mg）　3カプセル/分3　　（文献1より）

　とはいえ，起立性低血圧の患者さんに過剰な塩分摂取指導や昇圧薬投与を行い，非起立時の血圧まで上げてしまう必要があるとは思えませんし，実際の診療において悩ましいケースがあることは否めません．そういった場合に，漢方をうまく使うことができ，副作用なく患者さんのQOLが向上すればとても喜ばしいことです．

　「高血圧」の項でも述べたように，漢方医学が確立された時代には血圧という概念も低血圧症という病名もありませんでした．したがって，低血圧の漢方治療も，血圧低下の結果生じる自覚症状を判断基準として薬剤選択することになります．

　大きく分けて，二つの目標症状というのがあります．一つはふらつき・めまい，もう一つは易疲労感・倦怠感です．

ふらつき・めまいを伴う低血圧

　ふらつき・めまいがある場合には，苓桂朮甘湯（りょうけいじゅつかんとう）や真武湯（しんぶとう）を考慮します．

　苓桂朮甘湯は，比較的体力が低下した人で，めまい，身体動揺感，立ちくらみなどを訴える場合に用いる薬です．尿量減少や心窩部の振水音を認める（心窩部を他動的

に揺するとポチャポチャ音がする)場合には，より効果が出やすいと考えられます．

> **症例1** フラッとする低血圧に苓桂朮甘湯(76歳女性)
>
> 主　　訴：ふらつき，めまい
> 現病歴：X-1年より立ち仕事中などに，目の前がチカチカした後フラッとする．しゃがみ込むとすぐ治まるが，そういうことが時々起こる．ふだんの血圧は150mmHgくらい．降圧薬服用なし．冷え症の自覚なし．
> 身体所見：身長152cm，体重43.3kg，血圧154/72mmHg，脈拍80/分(整)，Schellong test：立位により血圧24mmHg低下あり
> 処　　方：㊴苓桂朮甘湯　3包(7.5g)/毎食前
> 経　　過：4週間後：起こりそうな感じはあるが，しゃがみ込まなくてはならないところまでいかない．8週後：全くふらつかない．

ふらつきやめまいがあり，顔色が青白く，体が冷えているような印象のある方には真武湯を用います．『血色が悪く，活気がなくて，フラフラしているような人…』，あるいは『しょっちゅうお腹が痛くなり，下痢をしている人…』の低血圧に有効であるといってもよいでしょう．

真武湯の構成生薬である茯苓(ぶくりょう)と蒼朮(そうじゅつ)は，体内の水分の偏在を解消して胃腸を整えます．また，生姜(しょうきょう)と附子(ぶし)は体を温める作用をもっています．ですから，冷えて下痢をするような人にはもってこいの薬です．血圧が低く，ふらつきのあるようなお年寄りに処方すると，よれよれ感がなくなり，しゃきっと元気になられます．

易疲労感・倦怠感が強い低血圧

易疲労感・倦怠感が強く，胃腸の弱い方の低血圧には，補中益気湯(ほちゅうえっきとう)を処方します．

補中益気湯には『医王湯(いおうとう)』という別名があり，まさに医薬の王様ともいうべき滋養強壮薬です．目に力がなく，気力が低下していて，食後睡魔に襲われるような人にはより効果が高いとされています．

東洋医学では，体の中を巡っている「気・血・水」のうちの，「気」が不足した状態を気虚(ききょ)と呼びます．「気」は元気の気のことで，体を活動させるために必要な"目に見えないエネルギー"と考えるとよいでしょう．気虚の状態になると，体力・気力が低下し，疲れやすくなります．また，食欲もなくなり，体の免疫力も落ちてしまいます．

さらに「気」には，固摂(こせつ)作用と呼ばれる働きがあります．固摂作用とは，体の中のものを外に漏らさないようにする作用のことです．気虚になると固摂作用が低

下しますから，尿漏れするようになったり，寝汗として汗が出るようになります．尿や汗といった体液が出てしまうだけでなく，内臓や血液を（重力に逆らって）支える力も弱まってくると，子宮脱や脱肛，起立による一過性の脳虚血になると考えるのです．

　西洋医学の理論からするとピンとこない話をしていますが，気を補う薬である補中益気湯を気虚の人に投与すると本当によく効きます．実際，尿漏れ，寝汗，脱肛，起立性低血圧など症状のある方に補中益気湯を処方していますが，多くの方に喜ばれています．私の頻用処方の一つです．

　17例の起立性低血圧患者に対して補中益気湯を処方した研究でも，全例でたちくらみ・ふらつきの改善が認められています[2]．

　半夏白朮天麻湯（はんげびゃくじゅつてんまとう）は補中益気湯に似た処方ですが，めまいや頭痛を伴う場合によりよい処方です．胃腸機能低下によって消化管の中に残ってしまった水分が頭に上り，めまいや頭痛の原因となっている場合の治療薬とされています．胃腸機能の低下によって食欲がなく，食べ過ぎるとすぐに胃もたれするような人，舌がむくんでいて大きいため縁に歯の痕（歯痕）があるような人などの低血圧，めまい，頭痛にはとてもよい薬です．

糖尿病性自律神経障害に伴う起立性低血圧
　糖尿病性自律神経障害によって生じる起立性低血圧に，五苓散（ごれいさん）がよいという報告があります[3]．
　起立性低血圧を有する糖尿病患者10例に対して五苓散エキスとプラセボを投与し，服用1ヵ月後と2ヵ月後に起立試験を行うという研究です．
　その結果，五苓散服用群では，起立後の血圧が収縮期・拡張期ともに有意に上昇していました．また，起立時の血中アドレナリン，ノルアドレナリン濃度，血漿レニン活性，血中アルドステロン濃度も調査されましたが，投与前後・群間において有意な変化を認めていませんでした．五苓散が起立性低血圧に効いたメカニズムはよくわかっていませんが，データからは明らかに効果があるといえそうです．

> **症例2** 糖尿病性自律神経障害に伴う起立性低血圧に五苓散（77歳男性）
>
> 主　　訴：立ちくらみ
> 現 病 歴：X−1年より糖尿病治療中（腎症：第1期，神経障害あり，網膜症なし）．
> 　　　　　以前より立ちくらみ症状があり，目の前が真っ白になる．そのときの血圧は70mmHgくらいに低下している．
> 身体所見：血圧126/62mmHg，脈拍79/分（整），Schellong test：立位により血圧30mmHg低下
> 東洋医学的所見：舌：地図状舌，脈：浮・数，腹証：腹力3/5，胃部振水音あり，胸脇苦満軽度，臍傍圧痛なし，小腹不仁あり
> 処　　方：⑰　五苓散　3包（7.5g）/毎食前
> 経　　過：2週間後：立ちくらみが少なくなった．4週間後：立ちくらみは気にならない．4ヵ月後：立ちくらみはほとんどなくなった．

　五苓散という薬はとても面白い薬です．体内に水が余っているときには利尿作用を示し，脱水状態のときには尿量を抑えるような働きをします[4]．

　前述の真武湯も体内における水の偏在を解消する生薬を含有していますが，体を温める生薬を含んでいますので，冷えが存在している場合に用います．五苓散の場合は，どちらかといえば熱をもった状態で用いたときに効果の出やすい薬です．二つの薬を寒性と熱性という特性の違いを理解して投与できるようになると，より有効率が上がると思います．

　また，五苓散は構成生薬に甘草を含みませんから，偽アルドステロン症に伴う低カリウム血症や体液貯留の心配がありません．そういった面からも，『糖尿病性自律神経障害に伴う起立性低血圧といえば五苓散』といった，いわゆる病名漢方的な使い方もしやすい処方といえます．

〈文献〉
1) 石光俊彦：低血圧症．今日の治療指針2012, 医学書院, 東京, 330−331, 2012
2) 神崎順徳ほか：「たちくらみ，ふらつき」に対する補中益気湯の治療効果．漢方医学 25：25−27, 2001
3) 中村宏志ほか：糖尿病患者における起立性低血圧に対する五苓散の効果．Diabetes Frontier 1：561−563, 2000
4) 田代眞一：漢方薬はなぜ効くか—現代薬理学からの解明—．Prog Med 14：1774−1791, 1994

Column ③ 漢方の診察法

　漢方の診察には，望診（ぼうしん），聞診（ぶんしん），問診（もんしん），切診（せっしん）があります．

　望診は，西洋医学でいうところの視診です．体格，顔色，肉付き，皮膚の艶，目の周りのくま，毛細血管拡張の有無，動作の機敏さなどを観察します．また，舌の大きさや色，舌苔の有無や舌下静脈怒張の有無を観察する舌診（ぜっしん）も望診の一つです．たとえば，目の周りにくまがあり，舌下静脈の怒張を認めていると瘀血（おけつ）の存在を疑います．瘀血は血のめぐりが悪い状態を意味しますから，駆瘀血剤（くおけつざい）と呼ばれる血のめぐりを改善する処方を考慮します．

　聞診は，聴診と嗅診のことです．喘鳴，お腹の鳴る音などを聞き，体臭，口臭などの有無を確認します．空腹ではないのにお腹が鳴っていれば，胃腸の障害や冷えを疑い，半夏瀉心湯（はんげしゃしんとう）などの処方を検討します．

　問診は，西洋医学と同じものです．自覚症状の改善が漢方治療の最大の目的ですから，訴えを詳しく聴取します．また，食欲の有無，胃腸虚弱の有無，尿回数，便秘の有無，冷え／ほてり，口渇の有無，汗をかきやすいか否かなどは，漢方処方を決定するうえで重要なポイントとなりますから，もれなく確認します．胃腸虚弱があれば，地黄や麻黄を含む方剤は使いにくくなりますし，便秘のない人に大黄を含む薬を処方すると下痢してしまうかもしれません．冷えがあれば，附子（ぶし）や生姜（しょうきょう）などを含む処方を考慮します．

　切診は，患者の体に触れる診察のことです．主に，脈診（みゃくしん）と腹診（ふくしん）を行います．脈は病態の変化に敏感に反応しますから，脈診では急性反応をみます．一方，腹診の所見は刻々と変化するものではありません．大まかな体質を表していることが多いため，慢性病治療の指針として用います（腹診については Column ④ 39 頁参照）．

めまい・ふらつき

ズバリ要点

- めまい，ふらつきの改善に漢方薬が使える．
- 徐脈性不整脈によるアダムス-ストークス発作などが疑わしい症例で，証拠をつかむまでの対応として漢方薬を一考．

―――――――――――――――― 処 方 例 ――――――――――――――――

◆ フラッとする場合

1 まずは…

(39) 苓桂朮甘湯（リョウケイジュツカントウ） 3包（7.5g）/毎食前（2週間分）

〈保険病名〉めまい，動悸，息切れ，頭痛，ノイローゼ，神経質
＊上腹部に振水音があるとより効果が高い
〈注意すべき生薬（1日量）〉甘草2.0g

2 冷えがある人に…

(30) 真武湯（シンブトウ） 3包（7.5g）/毎食前（2週間分）

〈保険病名〉高血圧症，心臓弁膜症，心不全で心悸亢進，ネフローゼ，慢性腸炎　他
〈注意すべき生薬〉なし

◆ フラフラする場合

1 胃腸が弱く，どちらかと言えば冷え症の傾向の人に…

(37) 半夏白朮天麻湯（ハンゲビャクジュツテンマトウ） 3包（7.5g）/毎食前（2週間分）

〈保険病名〉めまい，頭痛
〈注意すべき生薬〉なし

2 口渇，尿量減少の傾向がある人に…

(17) 五苓散（ゴレイサン） 3包（7.5g）/毎食前（2週間分）

〈保険病名〉めまい，糖尿病，浮腫，頭痛，ネフローゼ　他
〈注意すべき生薬〉なし

解　説

「低血圧」の項（25頁）で，めまい・ふらつきといった自覚症状を判断基準として薬剤選択するという話をしました．本項のテーマも「めまい・ふらつき」となっていますが，ここでは低血圧を伴わない一瞬のふらつき（fainting）や，いわゆる末梢性めまいを疑うような回転性めまい（vertigo）や浮動性めまい（dizziness）を訴える症例に対する漢方治療を説明します．

フラッとする場合

　フラッとする…と表現されるような一瞬のふらつき（fainting）は，循環器診療をしているとよく耳にする訴えです．一過性の徐脈や頻脈発作，起立性低血圧や迷走神経反射に伴う脳虚血症状を疑いたくなるような症状ですね．
　それらの疾患を鑑別すべく，ホルター心電図や head-up tilting test などを行いますが，イメージどおりの診断に至らないケースもあります．

症例1　原因の特定が困難なふらつきに苓桂朮甘湯（79歳女性）

主　訴：ふらつき，めまい
現病歴：X-2年より，座って本を読んでいるときに一瞬フラッとする．歩行中や立ち仕事中に起きたことはない．意識がなくなったことはなく数秒で治まるが，それを繰り返す．そのときの血圧を測ると 150 mmHg くらいあり，低くはない．
身体所見：血圧 153/75 mmHg，脈拍 83/分（整），神経学的には異常なし
頭部 MRI：年齢的な慢性虚血性変化のみ
head-up tilting test：陰性
頸動脈エコー：狭窄・内膜中膜複合体厚（IMT）肥厚なし，ドプラ波形正常
ホルター心電図：心拍数：56〜120 bpm（平均78），総心拍：105,926拍［心室性期外収縮2，上室性期外収縮9］，pause なし
処　方：㊴ 苓桂朮甘湯　3包（7.5 g）/毎食前
経　過：2週間後：やっぱりフラッとする．6週間後：起こりそうで起こらない．10週後：全く起こらなくなった．

　症例1は，本を読んでいるときに一瞬フラッとするという訴えで受診されました．型どおりの検査を行ってみましたが，とくに異常所見を指摘できませんでした．座って本を読んでいるときにだけ症状が出現するということでしたので，『横になって読んではどうですか？』とちょっと逃げを打ってみたのですが，ナレーターとして"台本"を読む仕事をされているため，横になって読むことはできない…とのこと．
　そこで，苓桂朮甘湯（りょうけいじゅつかんとう）を処方しました．2週間後に来られたときにはまだ効果が出ていませんでしたが，処方開始から6週後の再診以降

は一度も症状は起きていません．もちろん，その後もホルター心電図を繰り返し行い，原因検索を試みていますが，明らかに原因と思われるような不整脈は見つかっていません．

このように，漢方薬という治療手段をもっていると，外来で何日かけて検査を行っている間にも，取り急ぎの治療を試みることができます．

『24時間心電図，頭部MRI，head-up tilting testなどを行っていきますが，全部の検査結果が出るのに2週間ほどかかります．その間も不安でしょうから，ふらつきに効くといわれている漢方薬を飲んでみますか？』とお話しすると，患者さんは検査結果が出ないと治療してもらえないという不安から開放されます．

フラフラする場合

一方，フラフラする…と表現されるような持続性のあるふらつき（dizziness）や回転性めまいを訴える症例の場合は，半夏白朮天麻湯（はんげびゃくじゅつてんまとう）や五苓散（ごれいさん）を処方してみます．

症例2　末梢性めまいに半夏白朮天麻湯（64歳女性）

主　　訴：めまい，嘔気
現病歴：X年より時々回転性のめまいが起こる．ぐるぐる回るめまいが治まった後も雲の上を歩いているような感覚が続く．睡眠不足のとき，雨が降ってジメジメしているときに起こりやすい．
身体所見：血圧118/60mmHg，脈拍76/分（整），眼振なし，神経学的所見に異常なし
頭部MRI：出血，梗塞なし　聴神経腫瘍なし
東洋医学的所見：舌：胖大，蒼白，歯痕あり，腹証：腹力やや軟弱，胃部振水音あり
処　　方：㊲　半夏白朮天麻湯　3包（7.5g）/毎食前
経　　過：2週間後：雲の上を歩く感じはあるが回転なし．6週間後：内服開始後一度も回転性めまいなし．10週間後：雲の上を歩く感じも少なくなった．

末梢性めまいを疑うような患者さんが循環器内科外来に来られると，『めまいは耳鼻科に行かれたほうが…』と言いたくなりますよね．しかし，頭部MRIで中枢性めまいや聴神経腫瘍ではないことを確認して，いざ耳鼻科へ紹介してみると『耳鼻科的に異常は認めませんでした』という返信が返ってくることが多くありませんか？

耳鼻科的に異常はない…と言われ，患者さんは循環器外来に戻って来られます．患者さんからは，『私はどうすればいいの？　なぜめまいがするの？』という，至極当然の質問が投げかけられます．さて，どうしましょう．

このようなときには，ぜひ漢方薬を試してみてください．

胃腸虚弱があって，どちらかといえば冷え症の傾向がある人には半夏白朮天麻湯で

す．「低血圧」の項にも書きましたが，胃腸機能低下によって消化管の中に残ってしまった水分が頭に上り，めまいや頭痛の原因となっている場合の治療薬です．頭に水分が上ると顔がむくみがちになったり，舌がむくんで大きくなったりしますので，処方決定の目安にしていただくとよいでしょう．この薬は私自身服用していたことがありますが，とてもよく効きます．

　多くの場合，めまい発作の予防として半夏白朮天麻湯を処方しておき，それでもめまい発作が起きた場合にはトラベルミン®を頓服してもらうという方法でめまいの患者さんは管理しています．

　五苓散も「低血圧」の項で紹介しましたが，効能に『めまい』と書かれている薬です．もともと元気で快活な人や，口渇・尿量減少の自覚がある人には，半夏白朮天麻湯よりも五苓散のほうがよいでしょう．

不整脈・動悸

ズバリ要点

- 不整脈治療における漢方薬は upstream 治療の一種と捉えるとよい
    ⇒ストレス緩和や自律神経の調整による効果
- 不整脈発作の頻度や期外収縮の数が減らない場合にも，動悸などの自覚症状には効果が期待できる
    ⇒無害性期外収縮の自覚症状対策として
- 甘草を含む処方の場合，低カリウム血症によりむしろ不整脈が増える可能性があるので注意が必要．

処方例

1 体力標準以上，季肋部の抵抗・圧痛があり，臍上部に動脈拍動を触れる人に…
（**12**）柴胡加竜骨牡蛎湯（サイコカリュウコツボレイトウ）　3包（7.5g）/毎食前（2週間分）
〈保険病名〉高血圧症，動脈硬化症，神経性心悸亢進症　他
〈注意すべき生薬（1日量）〉黄芩2.5g

2 体力が低下していて，季肋部の抵抗・圧痛がなく，臍上部に動脈拍動を触れる人に…
（**26**）桂枝加竜骨牡蛎湯（ケイシカリュウコツボレイトウ）　3包（7.5g）/毎食前（2週間分）
〈保険病名〉神経衰弱，陰萎　他
〈注意すべき生薬（1日量）〉甘草2.0g

3 体力が低下していて，季肋部の抵抗・圧痛があり，臍上部に動脈拍動を触れる人に…
（**11**）柴胡桂枝乾姜湯（サイコケイシカンキョウトウ）　3包（7.5g）/毎食前（2週間分）
〈保険病名〉神経症，不眠症，更年期障害　他
〈注意すべき生薬（1日量）〉黄芩3.0g，甘草2.0g
＊体力の判断に迷ったら桂枝加竜骨牡蛎湯か柴胡桂枝乾姜湯から始めた方がよい．

4 胃腸が弱くない人で，脈が飛び，皮膚が乾燥しがちな人に…
（**64**）炙甘草湯（シャカンゾウトウ）　3包（9.0g）/毎食前（2週間分）
〈保険病名〉動悸，息切れ
〈注意すべき生薬（1日量）〉地黄6.0g，甘草3.0g

解　説

漢方薬による upstream 治療

　漢方生薬の中には，抗不整脈作用が確認されているものがあります[1]．しかし，たくさんの抗不整脈薬がすでに臨床の現場で使われている現在，わざわざ漢方薬に直接的な抗不整脈作用を期待する必要はないように感じます．

　そんな状況の中でも，漢方薬には upstream 治療薬としての使い道があります．

　upstream 治療という言葉は，心房細動治療の中でたびたび登場するようになりました．心房細動という不整脈自体をターゲットとして治療するだけではなく，その上流(元)にある高血圧や心筋虚血を治療することの重要性が強調されたわけです．

　柴胡加竜骨牡蛎湯（さいこかりゅうこつぼれいとう）は，まさに upstream に働く薬です．

　東洋医学的には，『標準的な体力があり，不眠，不安，苛立ちなどの精神神経症状をもち，触診にて季肋部の抵抗・圧痛を認める人によい』とされており，漢方薬における精神安定剤あるいは鎮静剤のような位置づけの処方です．

　この薬を用いるべき症例には，もう一つ重要な診察所見があります．

　それは，『臍上の腹部動脈拍動』です（図参照）．東洋医学用語では臍上悸（せいじょうき）といいます[2]．（Column ④「腹診によってわかること」39 頁参照）

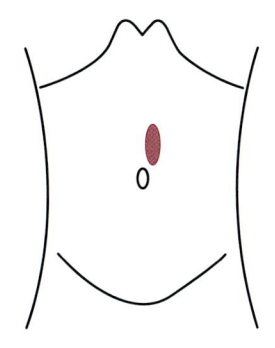

図　腹証の図：臍上悸（臍の少し上辺りで拍動を触れる）

　仰臥位で患者さんの上腹部を触診したときに，ドクンドクンと腹部大動脈の拍動を触れることがあります．私は，漢方医として数多くの老若男女のお腹を触ってきましたから，年齢・性別にかかわらず心窩部〜臍上（さらに臍下）に腹部動脈の拍動を触知することがあるということを知っています．

　もちろん，高齢で高血圧歴のある患者さんであれば腹部大動脈瘤の可能性を考えなくてはならない所見ですが，20 歳そこそこの若い女性にも腹部大動脈拍動を触知することはよくあるのです．

　東洋医学では，その『臍上の腹部動脈拍動』を精神不安や焦燥感といった精神神経症状の存在を示唆する所見と捉えます．現代医学的に考えれば，交感神経の過緊張の状態といえるでしょうか．そして，その交感神経の過緊張は，不整脈の誘因となります．

柴胡加竜骨牡蛎湯は，そういった精神神経の高ぶりを鎮める薬です．結果的に不整脈の誘因となる交感神経の過緊張を鎮めることになり，不整脈自体を抑えるのです．まさに upstream 治療ですね．

柴胡加竜骨牡蛎湯の中で，生薬として重要な働きをしているものが，竜骨（りゅうこつ）と牡蛎（ぼれい）です．竜骨はゾウやサイなど大型哺乳動物の化石，牡蛎は牡蠣の貝殻です．そんなものの粉末を煎じて飲んだだけで精神安定の効果が得られる…というのですから，効果を実感している私でさえ，ちょっと疑ってしまいたくなります．

カルシウム不足で怒りやすくなる…といわれますから，竜骨と牡蛎に含まれるカルシウム成分が効果を発揮しているのかもしれませんが，シジミやハマグリの貝殻である海蛤殻（かいごうかく）という生薬には鎮静作用はないとされています[3]．漢方薬は不思議です．

症例1　動悸と興奮に柴胡加竜骨牡蛎湯（82歳男性）

主　　訴：動悸・興奮
現 病 歴：脳梗塞後遺症で脳血管性の認知症があり，要介護の状態．X-1年より，興奮して大きな声を出したり，妻が不倫をしているといった妄想を口にするようになった．また，時々動悸を訴えるということで家族とともに来院．
身体所見：身長163cm，体重50kg，血圧138/86mmHg，脈拍78/分（結滞なし），両側季肋部の抵抗あり，臍上に腹部大動脈拍動を触知
心 電 図：洞調律，74bpm ⇒ 3分間記録で期外収縮なし
心エコー：心機能良好
処　　方：⑫ 柴胡加竜骨牡蛎湯　3包（7.5g）/毎食前
経　　過：2週間後：大声を出すことがなくなり，動悸の訴えもなくなった．4週間後：妻の不倫の話もしなくなった．不倫の話をし始めても，話題をそらすとすぐに忘れる．

病例1の場合，認知症のためホルター心電図を行うことが難しい状況でした．十分な不整脈精査ができたとはいえませんが，3分間の心電図記録ではとくに不整脈を認めず，心エコーで心機能は保たれていました．

発作的に興奮して大声を出すこと，妻が不倫しているという妄想，動悸の訴え，そして腹部の診察所見から，柴胡加竜骨牡蛎湯を処方したところ著効し，ご主人を介護しておられる奥様に大変喜ばれました．

認知症の患者さんは，ある意味素直に自分の訴えを表現してきます．こちらに気を遣って，効いてもいない薬を効いているとは言わないでしょうし，ましてや家族に対して薬が効いたふりをする必要もないでしょう．

この症例は，動悸に対してまさに漢方薬がマッチしたケースだと思います．

虚弱体質の方の動悸には，桂枝加竜骨牡蛎湯（けいしかりゅうこつぼれいとう）や柴胡桂枝乾姜湯（さいこけいしかんきょうとう）を処方します．

　桂枝加竜骨牡蛎湯には，柴胡加竜骨牡蛎湯と同じく竜骨と牡蛎が，柴胡桂枝乾姜湯には牡蛎が含まれています．両処方ともに精神神経症状をベースとした不整脈・動悸に対して処方します．

　両者の使い分けですが，季肋部の抵抗・圧痛があれば柴胡桂枝乾姜湯，なければ桂枝加竜骨牡蛎湯と考えればよいでしょう．

無害性期外収縮には炙甘草湯

　不整脈治療に使える漢方薬として，もう一つ知っておきたいのが炙甘草湯（しゃかんぞうとう）です．

　炙甘草湯は，またの名を復脈湯（ふくみゃくとう）といい，脈の結滞に古くから用いられた薬です．胃もたれや食欲低下，下痢などの副作用を起こすことがある地黄（じおう）という生薬を含んでいますので，胃腸の弱い人には処方しにくい薬ですが，無害性期外収縮の患者さんに使うと期外収縮数の減少効果が期待できます．

　面白いことに，期外収縮数が減らなくても，動悸の訴えが改善されるということをたびたび経験します．デパス®などの代わりに，自覚症状の緩和目的で用いるという使い方もできると考えています．また，体を潤す生薬を配合している処方ですから，皮膚が乾燥しやすい人にはよりよく効くでしょう．

症例2　脈の結滞・期外収縮に炙甘草湯（61歳女性）

主　　訴：動悸
現 病 歴：X-1年末より，心臓がドクンドクンと打つような動悸を自覚．いつも感じるわけではないが，感じるときにはしばらく動悸が続き，不安になる．ふだんから疲れやすく，便秘がちで，いつも肌がカサカサしている．X年1月4日当院初診．
身体所見：身長158cm，体重50kg，血圧112/60mmHg，脈拍68/分（結滞あり）
ホルター心電図：総心拍：100,235拍，心室性期外収縮（PVC）：2,268（単源性，非持続性心室頻拍あり）
心エコー：心機能良好
東洋医学的所見：舌証：やや紅く，乾燥気味，脈証：細弱，結滞あり，腹証：腹力はやや軟で，臍上悸あり
処　　方：(64) 炙甘草湯　3包（9.0g）/毎食前
経　　過：2週間後：動悸がなくなった．4週間後：ホルター心電図再検⇒PVCは出現していたが，連発なし．自覚症状としての動悸も明らかに改善した．

　炙甘草湯には3.0gの甘草が含まれており，比較的甘草含有量の多い処方となっています．偽アルドステロン症発症の予防，胃腸症状出現を防ぐことなどを考えると，高齢者や体の小さい方には1日2包/分2，場合によっては1日1包を不整脈や動悸

が起こりやすい時間帯に合わせて服用としておくのが無難です（「甘草による偽アルドステロン症」86頁参照）．

　また，甘草を含む処方によって偽アルドステロン症を発症し，低カリウム血症をきたすと，むしろ不整脈が増える可能性があります．通常用量の処方である程度効果が確認できたら，1日3包→2包→1包と減らしていったほうがよいでしょう．

　漢方治療がうまくはまれば，ストレスによって生じた交感神経緊張状態が緩和され，結果的に頻脈性不整脈の発生頻度が減少したり，期外収縮数が減るという効果が得られます．もし不整脈自体が減少しなくても，自覚症状（動悸）の改善には期待できます．

　しかし，もちろん万能ではありませんし，ましてや予後改善の効果を期待することはできません．低心機能症例や致死的不整脈症例については，当然植込み型除細動器（ICD）や両室ペーシング機能付き植込み型除細動器（CRT-D）の使用を含む治療ガイドラインに沿った治療を行ったうえで，プラスαの効果を期待する場合にのみ漢方薬を併用すべきでしょう．

　また，アミオダロン投与症例については，漢方薬の併用を基本的にはお勧めしません．30種類の漢方製剤で間質性肺炎の副作用報告があり［2013（平成25）年1月現在］，アミオダロンと漢方薬を併用した場合に間質性肺炎の発生率が上昇する可能性は否定できないからです．

〈文献〉
1) Li GR et al：Acacetin, a natural flavones, selectively inhibits human atrial repolarization potassium currents and prevents atrial fibrillation in dogs. Circulation 117：2449-2457, 2008
2) 藤平　健：漢方腹診講座，緑書房，東京，72-75, 1991
3) 神戸中医学研究会編著：中医臨床のための中薬学，東洋学術出版社，市川，2011

Column ④　腹診によってわかること

　日本漢方では，腹診の所見をことのほか重視します．腹診は古代中国の古典医書の中にも登場しますが，主に江戸時代の日本で発達した診察法です．それまでの抽象論による処方決定をよしとせず，腹診によって確認した所見から処方を決定する…という客観性のある漢方を目指した日本の名医たちによって確立された診察法なのです．

　西洋医学的な腹部診察の際には患者の両膝を立てますが，漢方診察の腹診は両膝を伸ばした状態で行います．病気に対する身体の反応が腹部全体にどのように現れているかを診ることが目的であるため，腹壁を必要以上に緩めないことが目的と考えられています．

　腹診によって，様々なことがわかります．

　お腹の力（腹力）によって，虚証・実証の判断ができます．力のないフニャフニャのお腹であれば虚証，弾力や張りのあるお腹であれば実証と考えます．

　心窩部のあたりを，スナップを効かせながら軽く叩いたときにポチャポチャと振水音が聞かれる場合（図1）は，消化機能の低下を疑います．『胃内停水（いないていすい）』という所見ですが，（43）六君子湯（りっくんしとう）など胃腸の働きを高め，水の停滞を処理する働きのある薬の処方を検討します．

　心窩部や臍の上あたりで腹部動脈の拍動を触知する場合には，交感神経の過緊張状態を疑います（「不整脈・動悸」35頁参照）．

　肝臓や脾臓を触診するときのように季肋部を圧迫した際の抵抗や圧痛（図2）を，東洋医学では胸脇苦満（きょうきょうくまん）と呼びます．胸脇苦満があれば，（9）小柴胡湯（しょうさいことう）や（12）柴胡加竜骨牡蛎湯（さいこかりゅうこつぼれいとう）などの柴胡剤（さいこざい）と呼ばれる漢方薬の使用を考えます．

　臍周囲に圧痛を認めたり，臍下に馬蹄形の盛り上がりと圧痛を認める場合（図3）は，瘀血（おけつ）の存在を考えます．（25）桂枝茯苓丸（けいしぶくりょうがん）などの駆瘀血剤を考慮します．

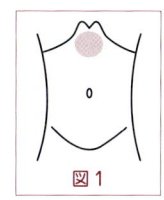

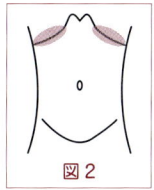

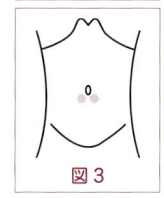

　このように，腹診所見から患者さんの体力や体質をうかがい知ることができます．問診と腹診所見を考え合わせるだけでもより効果の高い漢方薬処方が可能となります．

浮腫・胸水・心嚢水・腹水

ズバリ要点

- 利水剤は，いわゆる利尿薬とは異なり，体内で生じた「水の偏在」を解消する．
- 利水剤の代表処方は五苓散．
- ミネラルバランスを崩すことなく作用する．
- 特発性浮腫やコントロールの難しい胸水貯留症例に使える．

処方例

1 口渇，尿量減少の傾向がある人に…
　(17) 五苓散（ゴレイサン）　3包（7.5g）/毎食前（2週間分）
　〈保険病名〉めまい，糖尿病，浮腫，頭痛，ネフローゼ　他
　〈注意すべき生薬〉なし

2 水が溜まった背景に炎症がありそうな場合は…
　(114) 柴苓湯（サイレイトウ）　3包（7.5g）/毎食前（2週間分）
　〈保険病名〉むくみ，急性胃腸炎
　〈注意すべき生薬（1日量）〉黄芩3.0g，甘草2.0g

3 黄疸，肝障害を伴う腹水・浮腫に…
　(117) 茵蔯五苓散（インチンゴレイサン）　3包（7.5g）/毎食前（2週間分）
　〈保険病名〉むくみ，嘔吐，じんま疹
　〈注意すべき生薬〉なし

解説

循環器外来には，『脚が腫れる』という主訴の患者さんがやってきます．
　型どおりに原因検索の検査を行いますが，必ずしも原因が特定できるとは限りません．いわゆる特発性浮腫といわざるを得ないケースが意外と多くあります．
　『いろいろ調べましたが，とくに異常は見当たりませんでした…．塩分摂取を控えて，夜休まれるときに脚を少し高くしてみてください』
　そのような生活上の指導をすることが多いでしょう．

しかし，十分に浮腫が改善せず，『むくみがとれない』といって再度受診されることもありますね．

そんなときに，皆さんはどうされますか？

ループ利尿薬を使ってむくみをとってしまうことはできますが，安易に利尿薬を使うことには抵抗がありますし，低カリウム血症という余計な心配をしなくてはなりません．

また，頻回にトイレに行かなくてはならないため，患者さんからの評判もよくなかったりします．

『あの薬のおかげで午前中の外出ができなくなった…』など．

そのようなとき，私は利水剤（りすいざい）と呼ばれる漢方薬を使います．

利水剤とは

利水剤は，フロセミドのようないわゆる利尿薬とは異なり，組織間あるいは臓器間の水分バランスを調整し，体内で生じた「水の偏在」を解消する（とされている）薬です．

東洋医学では生体内での水分代謝異常を「水毒（すいどく）」と呼び，体内を循環するはずである水分の停滞・偏在が病気の原因になると考えます．したがって，利水剤によって水分代謝を改善することは，漢方治療上，非常に重要です．

下腿浮腫の話でいえば，『むくんでいる下腿＝水分が停滞し偏在している所』です．利水剤を使用することによって利水作用がうまく働けば，水分が下腿から他の場所へ移動し，浮腫は軽減（解消）される…という理屈です．

…東洋医学的な理屈というのは，西洋医学の立場からすると机上の空論としか思えませんが，実際に使ってみると，確かに効果があります．ですから，科学的な理屈は後からついてくる…と思っています．

実際，アクアポリン（aquaporin；AQP）と呼ばれる水チャンネルが細胞膜における水透過性を調整しており，利水剤の代表薬である五苓散（ごれいさん）がそのAQPに作用して浮腫の発生を抑制することが最近の研究でわかってきました[1]．

たとえば，脳に分布しているAQP4の欠損マウスでは，種々の病的刺激によって誘発した脳浮腫が著明に軽減されることがわかっています[2]．

最近，脳梗塞や脳腫瘍に伴う脳浮腫の予防として五苓散が使われるようになってきていますが，これはまさにAQP抑制による浮腫抑制効果を利用した治療といえます[3]．

五苓散は不思議な薬

さらに，五苓散は非常に興味深い働きをします．体液貯留傾向にあるときには利尿作用を示し，脱水状態のときには尿量を抑えるような働きをするのです[4]．たとえていうなら，水分代謝調節薬といったところでしょうか．その機序はまだ解明されてい

ませんが，臨床的には納得のいく症例を経験します．

　ノロウイルス感染症などでひどい下痢・嘔吐のある患者さんは脱水状態になっています．そのような患者さんに点滴のみを行った場合と，五苓散を（頑張って）服用してもらったうえで点滴を行った場合を比較すると，明らかに五苓散を併用した患者さんのほうが早く楽になられます．

　また，尿量が増加した場合にも，利水剤は血漿中の電解質濃度に影響を与えにくいため，低カリウム血症を心配する必要がありません[5]．そういったところも好都合です．

　五苓散の利水作用は，下腿浮腫や脳浮腫だけでなく胸水に対しても有効な場合があります．

症例　僧帽弁置換術後の難治性胸水に対して五苓散追加が有効であった一症例（60歳男性）

主　訴：労作時呼吸困難
病　歴：僧帽弁置換術から2年後，フロセミド60mg＋スピロノラクトン25mg/日服用中であったが，労作時呼吸困難が出現．右胸水貯留を認めていた．穿刺排液を2度行い，スピロノラクトンを50mg/日に増量したが，胸水はその後も増加を認めた．
処　方：⑰　五苓散エキス　3包(7.5g)/日
経　過：五苓散追加後，尿量は1,400mL/日から2,000mL/日に増加し，2週間で胸部X線写真上明らかな胸水減少を認めた．その後，処方継続により胸水は安定した．

（文献6より引用）

　このように，利尿薬投与による胸水コントロールに難渋する症例においても，五苓散の追加が有用な場合があります．

　五苓散は，茯苓（ぶくりょう），蒼朮（そうじゅつ），沢瀉（たくしゃ），猪苓（ちょれい），桂枝（けいひ）の5種類の生薬で構成されています．漢方エキス製剤の約7割に含まれている甘草を含まない製剤であることからも，浮腫の治療にふさわしい方剤であるといえます．

柴苓湯について

　胸膜炎による胸水や心膜炎による心囊水貯留，あるいは蜂窩織炎に伴う浮腫など，水が溜まった背景に炎症の存在が考えられる場合には，柴苓湯（さいれいとう）を考慮します．

　柴苓湯は，五苓散と小柴胡湯（しょうさいことう）の合剤です．小柴胡湯には抗炎症作用がありますので，五苓散の利水作用と小柴胡湯の抗炎症作用を併せもつユニークな処方となっています．

　人工股関節置換術後の下腿浮腫と炎症反応の改善に柴苓湯が有効であったという報

告がありますが[7]，柴苓湯の性質を理解したうえで処方されており，非常によい適応だと思います．

さらに柴苓湯には尿蛋白減少作用がありますので，低アルブミン血症に伴う浮腫にも効果が期待されます[8]．

ただし，柴苓湯には2.0gの甘草が含まれていますので，甘草によってむくみが悪化する可能性があることも頭に入れておいたほうがよいでしょう．

黄疸を伴う腹水には茵蔯五苓散

黄疸，肝障害を伴う腹水・浮腫には茵蔯五苓散（いんちんごれいさん）を考慮します．

一般的には，ウイルス性やアルコール性の肝硬変に伴う腹水に用いることが多い処方ですが，うっ血肝によってビリルビン値が上昇している心不全症例にも使うことができます．

茵蔯五苓散は五苓散に茵蔯蒿（いんちんこう）という生薬を加えたものですが，この茵蔯蒿には除湿（水分を処理する）と退黄（黄疸軽減）の働きがあるとされており，利水剤である五苓散と合わせることで利水作用を強化しています．

五苓散同様，茵蔯五苓散にも甘草が含まれていませんので，薬によってかえって浮腫が悪化するという心配がなく，安心して使える薬です．

〈文献〉

1) 礒濱洋一郎：漢方薬の利水作用とアクアポリン．ファルマシア 47：1117-1120, 2011
2) Manley GT et al：Aquaporin-4 deletion in mice reduces brain edema after acute water intoxication and ischemic stroke．Nat Med 6：159-163, 2000
3) 林 明宗：脳浮腫と五苓散の効果．漢方医学 35：184-185, 2011
4) 田代眞一：漢方薬はなぜ効くか―現代薬理学からの解明―．Prog Med 14：1774-1791, 1994
5) 原中瑠璃子ほか：利尿剤の作用機序（五苓散，猪苓湯，柴苓湯）第1報：成長，水分代謝，利尿効果，腎機能に及ぼす影響について．Proc Symp WAKAN-YAKU 14：105, 1981
6) 薄木成一郎ほか：僧帽弁置換術後の難治性胸水に対して五苓散追加が有効であった一症例．日本東洋医学雑誌 63：103-108, 2012
7) Kishida Y et al：Therapeutic effects of Saireito（TJ-114），a traditional Japanese herbal medicine, on postoperative edema and inflammation after total hip arthroplasty. Phytomedicine 14：581-586, 2007
8) 東條静夫ほか：慢性糸球体腎炎ネフローゼ症候群における医療用漢方製剤：柴苓湯（TJ-114）の臨床効果[第1報]多施設オープン試験．腎と透析 31：613-625, 1991

心不全

ズバリ要点

- 心不全悪化防止のために，まずは風邪を引かないこと
  - ⇒引かないための補中益気湯
  - ⇒引きそうになったら麻黄附子細辛湯
- 西洋薬による心不全治療に漢方薬を追加することで，治療効果のプラスαが得られる可能性がある．
- 利尿薬を減量できれば，電解質異常，腎機能悪化を防ぐことも可能かも．

処方例

1 心不全患者の風邪の予防として…

41 補中益気湯（ホチュウエッキトウ） 1包（2.5g）/朝食前（2週間分）
⇒副作用が出なければ…2包/朝夕食前（2週間分）へ（47頁の図参照）

〈保険病名〉胃下垂，食欲不振，感冒，痔，脱肛　他
〈注意すべき生薬（1日量）〉甘草0.5〜1.0g
＊血清カリウム・BNP値に要注意！

2 心不全患者の風邪の引き始めに：ゾクゾクッと寒気がしたらすぐに服用…

127 麻黄附子細辛湯（マオウブシサイシントウ） 3包（7.5g）/毎食前（3日分）

〈保険病名〉感冒，気管支炎
〈注意すべき生薬（1日量）〉麻黄4.0g

3 心不全，浮腫に対する標準治療への追加として…

36 木防已湯（モクボウイトウ） 3包（7.5g）/毎食前（2週間分）

〈保険病名〉浮腫，心臓喘息
〈注意すべき生薬〉なし

解説

2007（平成19）年に島根県出雲市で行われた第10回島根心血管研究会において，特別講演された榊原記念病院最高顧問の細田瑳一先生は，心不全予防に関して次のような話をされました．

- 心不全を予防するときに，何を目標に患者さんを教育するか．私が最初に言うことは，『風邪を引かないこと』．
- 風邪が心筋障害の犯人であるから，感染の予防が第一．
- 風邪を引いても風邪薬を飲んではいけない．風邪薬は自分の抵抗力を下げる．

(第10回島根心血管研究会講演抄録集より)

　私は，榊原記念病院のシニアレジデントとして3年半という期間を過ごしました．当時，細田先生は病院長でいらっしゃいましたから，院長回診などで同様の話は何度となく伺いました．

　実際，重度の低心機能患者さんにとって風邪を引くということはとても危険なことです．起坐呼吸の状態で救急搬送されてきた拡張型心筋症の患者さんが，『数日前から風邪を引いていた』と話されることも多いですよね．ですから，心不全増悪の引き金となる上気道感染症を防ぐことは非常に重要です．

　ところが，「はじめに」の項でも書いたように，『風邪を引かないように注意しましょう』と言っても，どうすれば確実に風邪を予防できるのかわからないというのが患者さんの本音でしょう．

　うがい，手洗いの励行．冬の外出にはマスクを着用．抵抗力を落とさないために睡眠を十分にとり，バランスのよい食事を心掛ける…といった具合でしょうか．

　私自身，これを守れば風邪を引かないと自信をもって患者さんに伝えることのできるノウハウを以前はもっていませんでした．

　しかし，今は違います．漢方の知恵を取り入れると，風邪の予防と早期の対応が可能です．

　もちろん，全く風邪を引かなくなるとはいえませんが，年に3回引いていた風邪を1回に抑えることや，風邪を引きそうになってもこじらせる前にやりすごしてしまうことは可能です．

　自分は万年風邪だ…，無理をするとすぐに風邪を引く…などの訴えで漢方外来を訪れる方はたくさんおられますが，多くの方が漢方薬の効果を実感されています．

　かくいう私自身も風邪を引きやすく，いったん引くと長引いてしまう無理の利かない体質なのですが，漢方薬の力によって20代のころよりも風邪を引く頻度は明らかに減っています．

　重度の低心機能患者さんは，おおむね陰証（いんしょう）という証に属します．陰証というのは，病邪（びょうじゃ）と呼ばれる病気の原因（病原菌など）に対する抵抗力が低下した状態を意味します．青白い顔で，全体的にむくんでいて，血行が悪く，体は冷えている…そんな印象です．

もともとはエネルギーに満ちあふれていて，赤ら顔，高血圧，メタボ体型だった陽証（ようしょう）の方でも，虚血性心筋症による低心拍出の状態になると，やはり陰証に近づいていきます．

　したがって，低心機能の方の場合は個々の体質を細かく勘案して漢方薬を決めていく必要はなく，より西洋薬的に使っていくことが可能です．

　風邪の予防薬を服用してもらう．それでも風邪を引いてしまったときには，早めに対応する．そのような二段構えで治療していきます．

風邪の予防に補中益気湯

　まず風邪の予防は，補剤（ほざい）という漢方薬で行います．補剤の代表となるのが補中益気湯（ほちゅうえっきとう）です．「低血圧」の項でも紹介しましたが，医王湯という別名をもつ滋養強壮薬です．

　私自身，研修医時代に風邪予防の目的でこの薬を飲んでいましたが，飲んでいるときには不思議なくらい風邪を引きません．今でも疲れがたまり，体力・気力の低下を感じたら服用を再開します．食後に猛烈な眠気に襲われるようになったら，服用開始の合図だと考えています．

　六君子湯（りっくんしとう）の親戚のような生薬構成ですから，消化吸収の機能を高めます．食欲の低下した高齢者でも食欲が増し，やせてきた…と心配される方も体重が増えていきます．

　私の外来に通っておられる患者さんの中には，この薬が欠かせないという方がたくさんおられますが，皆さん一様に『疲れにくくなった』，『風邪を引かなくなった』，『食欲が戻った』と喜ばれます．

　さて，実際に低心機能の患者さんに補中益気湯を処方するうえでの注意点を説明します．

　低心機能の方の多くは，利尿薬を服用されています．したがって，甘草を含有している補中益気湯を処方する場合には，血清カリウム値の変化に十分な注意を払う必要があります．「甘草による偽アルドステロン症」の項（86頁）でも述べたように，甘草による低カリウム血症は利尿薬との併用によって重症化するからです．低カリウム血症によって余計な不整脈を誘発してしまうのはよろしくありません．

　また，甘草の副作用には，低カリウム血症だけでなく，尿中ナトリウムの再吸収による体液貯留もあります．胸部X線写真による心胸比や胸水貯留の確認，BNP値のチェックも欠かせません．

　そこで，そのような副作用を予防するため，補中益気湯は少量から投与を開始します．具体的には，『1日1包/朝食前』からスタートします．2週間の服用で上記のパラ

メータに異常が出なければ、『1日2包/朝夕食前』に増量します。

本来『1日3包』が常用量ですから、少しでも多く服用できればより効果は出やすいと思いますが、低カリウム血症、BNP上昇との兼ね合いを考慮しながら維持量を決定します。

体の小さい方であれば、『1日2包』でも十分効果が出ますので、まずは『1日2包』を目標にしてみてください（図参照）。

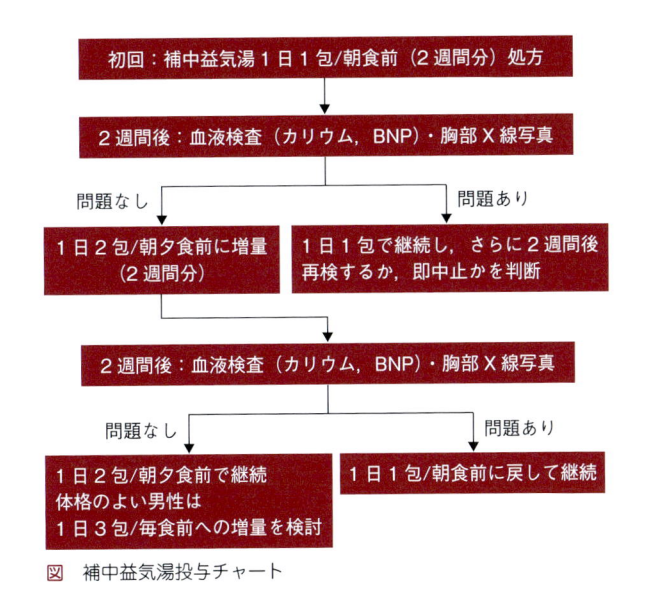

```
初回：補中益気湯1日1包/朝食前（2週間分）処方
                    ↓
2週間後：血液検査（カリウム，BNP）・胸部X線写真
    ↓問題なし            ↓問題あり
1日2包/朝夕食前に増量    1日1包で継続し，さらに2週間後
    （2週間分）          再検するか，即中止かを判断
                    ↓
2週間後：血液検査（カリウム，BNP）・胸部X線写真
    ↓問題なし                    ↓問題あり
1日2包/朝夕食前で継続         1日1包/朝食前に戻して継続
体格のよい男性は
1日3包/毎食前への増量を検討
```

図 補中益気湯投与チャート

風邪の引き始めに麻黄附子細辛湯

補中益気湯を服用していても風邪を引いてしまった場合は、麻黄附子細辛湯（まおうぶしさいしんとう）を服用してもらいます。

麻黄附子細辛湯は、陰証の風邪に使う代表薬です。風邪の初期に服用する薬ですから、長々と飲んでも効果はありません。風邪を引いたらとにかく早く飲み始めて、長くても3日間の服用で切り上げることが大切です。長く飲むと、効果がないだけでなく、血圧上昇や胃もたれなどの副作用が心配になります（「漢方薬の副作用について」82頁参照）。

風邪を引いてから病院に来て、診察の後に薬を処方…というのでは遅すぎますから、あらかじめ3日～1週間分程度処方して患者さんに渡しておくとよいでしょう。

ゾクゾクッと寒気がした…、くしゃみが突然出始めた…、急に喉がチクチクし始めた…など、風邪の初期にみられる症状が出現したらすぐに服用してもらいます。いつも財布やカバンに1包入れておき、すぐに飲める準備をしておくことが大切です。

私は白衣のポケットにいつも1～2包入れています。そうすると、外来診療中などにゾクゾクッとして、『あ、風邪引きそう…』と感じたときにも、診察の合間に素早く服用できるのです。

麻黄附子細辛湯の効果を総合感冒薬と比較した研究をご紹介しましょう[1]。

北海道内の19施設において初期のかぜ症候群と診断された214例を対象とした試験です．封筒法によって投与薬剤の割り付けが行われ，両薬剤ともに3日間の服用で評価されました．
　その結果，臨床症状全般の改善度において麻黄附子細辛湯は中等度改善以上81.9％であり，総合感冒薬60.3％に比べて有意な改善が認められました．
　また，症状別では，発熱，熱感，全身倦怠感，咳・痰において，麻黄附子細辛湯のほうが有意に短期間のうちに症状の消失がみられています．
　もともと麻黄附子細辛湯は，高齢者や虚弱体質者の風邪の初期に使う薬です．寒さや体の冷えをきっかけに風邪を引き，熱が出てもあまり高熱にはならないような人に使うととてもよく効きます．
　くどいようですが，ゾクゾクっと寒気がしたり，急にクシャミが出始めたときにすぐ飲むことが大切ですから，適応となる患者さんには財布かカバンに必ず1～2包入れておくように勧めています．『あっ，風邪引いたかな…』と感じる瞬間ってわかりますよね．そのときに間髪入れず飲むとよいのです．

心不全治療の補助に木防已湯

　漢方薬には，心不全治療の補助薬として効果が期待される薬もあります．木防已湯（もくぼういとう）です．
　木防已湯は，『金匱要略（きんきようりゃく）』という中国の古典医書に記録が残っており，「膈間支飲，其の人喘満，心下痞堅，面色黎黒，…＜中略＞…木防已湯之を主る」と書かれています．
　この記載を現代医学風に解釈すると，「胸腔に胸水やうっ血があって，心臓喘息様の呼吸困難を訴え，（うっ血肝によって）心窩部～季肋部が堅くなり，顔色は黄色をおびて浅黒くなっている…＜中略＞…そのような状態のときは木防已湯がよい」となります．
　まさにこの一文は，心電図はおろか聴診器すらもなかった時代に，今でいう心不全を木防已湯で治療していたということを示しているのです．
　近年の学会発表や研究論文においても，心不全症例に対する木防已湯の効果は示されています（表参照）[2, 3]．

　紹介した臨床データ以外にも，標準的心不全治療薬に木防已湯を追加したところBNP値が下がった…という報告は散見されます．
　また，木防已湯の作用を薬理学的に検討した研究もあります[4～6]．
　ラットを用いた実験において肺動脈および大動脈を用量依存的に弛緩させ，ブタの冠動脈では攣縮発生を抑制したと報告されています．さらに，モルモットを用いた実

験では，Ca電流抑制による心保護作用，活動電位持続時間短縮による抗不整脈作用などが示されています．

木防已湯の構成生薬には甘草を含みませんので，低カリウム血症や体液貯留の心配がありません．そのことからも，心不全治療に適した方剤であるといえるでしょう．

心不全の標準的治療で効果不十分な場合や，腎機能やミネラルバランスの問題で利尿薬を増量しにくい方などに追加処方を検討してみてはいかがでしょうか．

表　木防已湯：最近の臨床データ

西田清一郎ほか：漢方と最新治療 2009[2)]
　〈対象〉西洋薬治療により効果不十分な心不全症例7例（平均83.8歳）
　⇒ (36) 木防已湯エキス7.5g/日を追加
　〈結果〉BNP：301.6 ⇒ 114.5，肺動脈圧：62 ⇒ 51に改善した

田中博幸ほか：第63回日本東洋医学会学術総会（2012年）[3)]
　〈対象〉西洋薬治療により効果不十分な心不全症例12例（平均77.8歳）
　⇒ (36) 木防已湯エキス5.0～7.5g/日を追加
　〈結果〉BNP：156 ⇒ 99，NYHA：11例で1段階改善を認めた

〈文献〉

1) 本間行彦ほか：かぜ症候群に対する麻黄附子細辛湯の有用性—封筒法による比較試験—．日本東洋医学雑誌 47：245-252，1996
2) 西田清一郎ほか：木防已湯の慢性心不全治療における新しい臨床応用の可能性について．漢方と最新治療 18：297-303，2009
3) 田中博幸ほか：心不全治療における木防已湯の有用性．日本東洋医学雑誌 63(Suppl)：236，2012
4) Nishida S et al：Vascular pharmacology of Mokuboito (Mu-Fang-Yi-Tang) and its constituents on the smooth muscle and the endothelium in rat aorta. eCAM 4：335-341，2006
5) Satoh H et al：Electropharmacological actions of the constituents of Sinomeni Caulis et Rhizome and Mokuboi-to in guinea pig heart. Am J Chin Med 33：967-979，2005
6) 山田　勉ほか：当帰芍薬散と木防已湯のブタ冠動脈攣縮発生に及ぼす影響．日本東洋医学雑誌 47：617-624，1997

虚血性心疾患・胸痛

ズバリ要点

・虚血性心疾患治療においては，西洋医学的治療を優先する．
・虚血性心疾患を東洋医学的に解釈すると「瘀血＋水滞」．
・急性心筋梗塞の梗塞サイズ縮小効果が期待される漢方薬がある．
・冠攣縮性狭心症の難治例では漢方薬の併用も一考．
・非定型胸痛症，胸痛症候群などに漢方薬を使うとよい．

処方例

◆ 急性心筋梗塞症例の梗塞サイズ縮小を目的として

1 まずは…
　（12）柴胡加竜骨牡蛎湯（サイコカリュウコツボレイトウ）　3包（7.5g）/毎食前（2週間分）
　〈保険病名〉高血圧症，動脈硬化症　他
　〈注意すべき生薬（1日量）〉黄芩2.5g

2 心不全傾向があれば…
　（36）木防已湯（モクボウイトウ）　3包（7.5g）/毎食前（2週間分）
　〈保険病名〉浮腫，心臓喘息
　〈注意すべき生薬〉なし

◆ 冠攣縮性狭心症治療の補助として

1 まずは…
　（36）木防已湯（モクボウイトウ）　3包（7.5g）/毎食前（2週間分）

2 喉～胸のつかえ感がある場合やストレスの関与を疑う胸痛に…
　（16）半夏厚朴湯（ハンゲコウボクトウ）　3包（7.5g）/毎食前（2週間分）
　〈保険病名〉神経性胃炎，神経性食道狭窄症，不安神経症
　〈注意すべき生薬〉なし

3 眼の下のくま，舌下静脈の怒張，痔疾，臍傍部の圧痛などがある場合に…
　（25）桂枝茯苓丸（ケイシブクリョウガン）　3包（7.5g）/毎食前（2週間分）
　〈保険病名〉冷え症，打撲症，痔疾患など

〈注意すべき生薬〉なし

◆ 器質的疾患のない胸痛，心臓神経症に

1 まずは…
　⑯ 半夏厚朴湯（ハンゲコウボクトウ）　3包（7.5g）/毎食前（2週間分）

2 眼の下のくま，舌下静脈の怒張，痔疾，臍傍部の圧痛などがある場合に…
　㉕ 桂枝茯苓丸（ケイシブクリョウガン）　3包（7.5g）/毎食前（2週間分）

3 冷え症で血色が悪く，比較的体力の低下した人に…
　⑩② 当帰湯（トウキトウ）　3包（7.5g）/毎食前（2週間分）
　〈保険病名〉背中に寒冷を覚え，腹部膨満感や腹痛のあるもの
　〈注意すべき生薬（1日量）〉甘草1.0g

解　説

中国では，今も漢方薬による虚血性心疾患治療が積極的に行われています．

冠心二号方という薬の服用によって狭心症発作時の回数が減った…，あるいは芎芍カプセルという漢方薬の服用によってステント再狭窄率が14％（プラセボ対照群：42％）に改善した…といった内容の論文が，中国の国内誌には掲載されています（表参照）．

表　中国で使われている虚血性心疾患治療漢方薬（例）
- 冠心二号方（狭心症錠剤）
　生薬構成：丹参，赤芍，紅花，川芎，降香
- 芎芍カプセル
　生薬構成：川芎，赤芍

東洋医学的に虚血性心疾患を解釈すると，「瘀血（＋水滞）」の病態といえます．

瘀血（おけつ）とは，血液の停滞・滞りを意味します．一方，水滞（すいたい）は水分の偏在や滞りを表す東洋医学用語です．

冠動脈が狭窄して血流が滞る，あるいは閉塞して血流が停止する…これはまさに瘀血の状態です．そして，冠動脈閉塞によって心筋梗塞に至った後，心筋間質に浮腫が生じる…これは水滞の状態です[1]．

したがって，基本的な考え方として，瘀血に対しては駆瘀血剤（くおけつざい：瘀血治療薬のこと），高度な虚血によって水滞を合併した場合には駆瘀血剤＋利水剤の投与を考えます．

前述の冠心二号方，芎芍カプセルも，構成生薬のほとんどが駆瘀血作用をもつもの

になっていますが，もし日本のエキス製剤で処方するとしたら駆瘀血剤＝桂枝茯苓丸（けいしぶくりょうがん），利水剤＝五苓散（ごれいさん）がよさそうです．あるいは，駆瘀血剤と利水剤の作用を併せもつ当帰芍薬散（とうきしゃくやくさん）であれば，一剤で済みますので好都合です．

　しかし，東洋医学的には理論上漢方エキス製剤でも虚血性心疾患の治療ができそうだとはいうものの，西洋医学的治療を優先することは言うまでもありません．とくに急性心筋梗塞や不安定狭心症の急性期対応は，経皮的冠動脈インターベンション（PCI）が最優先とされるべきでしょう．基本的に漢方薬の使用は上述のような補助的なものか，虚血性心疾患に付随する症状の緩和など，特殊なケースに限定されると考えています．

急性心筋梗塞の梗塞サイズ縮小効果
　非常に興味深い研究をご紹介します．柴胡加竜骨牡蛎湯（さいこかりゅうこつぼれいとう）によって，動物実験で作製した心筋梗塞の梗塞サイズを小さくすることができたというものです[2]．柴胡加竜骨牡蛎湯は，「不整脈・動悸」の項（36頁）ですでに紹介した薬です．
　柴胡加竜骨牡蛎湯投与群10頭，対照群10頭のブタに心筋梗塞を発症させ，4週間後に心筋梗塞巣の重量を比較しました（再灌流なし）．その結果，左室重量に対する梗塞巣の割合は投与群$4.9±2.6\%$に対し，対照群$13.4±8.0\%$でした（$p<0.05$）．
　また，病理組織的には次のような特徴が示されました．
- 両群ともに梗塞巣は肉芽組織に置換されていたが，投与群において小血管増生と膠原線維増生が顕著であった．
- 心筋梗塞巣と正常心筋の境界領域（jeopardized zone）における毛細血管増生と肉芽形成が，投与群で促進されていた．
- 境界領域における炎症細胞浸潤は，投与群において少なかった．

　これらのことから，柴胡加竜骨牡蛎湯によって毛細血管新生と炎症細胞浸潤抑制が促され，結果として梗塞巣と正常心筋の境界領域における梗塞拡大が予防されたと考察されています．
　柴胡加竜骨牡蛎湯は，柴胡剤（さいこざい）と呼ばれる薬の一種です．
　柴胡剤の代表といえば小柴胡湯（しょうさいことう）で，一昔前にウイルス性肝炎の治療薬として有名になりました．間質性肺炎の副作用報告によってその処方は下火となりましたが，柴胡剤全般にいえることは，抗炎症作用をもつ薬であるということです．
　柴胡加竜骨牡蛎湯の構成生薬には，明らかな駆瘀血作用を示すものが含まれていません．したがって虚血性心疾患の治療に使うイメージはあまりないのですが，結果的

に効果が示されたのですから，駆瘀血作用よりも抗炎症作用のほうが梗塞サイズの縮小には効果があるのかもしれません．

同様の効果は，「心不全」の項で紹介した木防已湯（もくぼういとう）でも確認されており，心不全傾向にある場合はこちらを選択するとよいでしょう[3]．木防已湯に構成生薬として含まれる石膏にも清熱・抗炎症作用がありますので，柴胡加竜骨牡蛎湯と同様の効き方をしている可能性があります．

冠攣縮性狭心症の漢方治療

冠動脈の動脈硬化性狭窄によって生じる労作性狭心症については，PCIやβ遮断薬が優先されることに異論はありませんが，冠攣縮性狭心症（VSA）の難治例においては漢方薬の追加併用が選択肢に挙がると考えています．

また，強い頭痛や過度の血圧低下のため冠拡張薬の服用が難しい患者さんにとっては，冠拡張薬を減らす一助となるかもしれません．

VSAの発作抑制に効果があると報告されている漢方薬は何種類かありますが，エキス製剤として使いやすい処方としては，木防已湯，半夏厚朴湯（はんげこうぼくとう），桂枝茯苓丸などが挙げられます．

木防已湯には，前述のとおり心筋梗塞の梗塞サイズを縮小する可能性が示唆されていますが，この機序として冠攣縮抑制作用が考えられています[3]．臨床的にも，木防已湯エキス顆粒の追加処方によって胸部症状が消失した治療抵抗性VSAの症例が報告されています[4]．

半夏厚朴湯は，『喉や胸のつかえ感』に効くとされている薬です．東洋医学的には，「咽中炙臠（いんちゅうしゃれん）」と呼ばれる症状に対して処方します．

咽中炙臠とは，『喉の奥に炙った肉片がいつも引っ掛かっているような感じ』を表した言葉です．いつも喉から胸に違和感があるということで，『喉に腫瘍ができた？』さらには『自分は喉頭癌に違いない』と思い込まれることの多い症状です．気鬱（きうつ）と呼ばれる，ストレスによって気の巡りが停滞した状態のときに出現する症状と考えられています．

漢方外来にもこの咽中炙臠の症状で受診される方がおられますが，まずは耳鼻咽喉科に紹介します．そこで異常が見当たらない場合，半夏厚朴湯を処方します．器質的な異常がないにもかかわらず，喉の異物感や胸のつかえを訴えられる場合は，この薬がしばしば著効します．

半夏厚朴湯と小柴胡湯をミックスしたものを柴朴湯（さいぼくとう）といいますが，その柴朴湯がVSAに著効したという症例報告があります[5]．著者らも論文の中で述べているのですが，小柴胡湯には黄芩（おうごん）という生薬が含まれており，VSAのように長期間の投薬が必要な症例に対する処方としては望ましくありません（「漢

方薬の副作用について」81頁参照).したがって,半夏厚朴湯単独で処方していくほうが安全性の面で優れていると思われます.

桂枝茯苓丸は前述のとおり,駆瘀血剤(血流の滞りを改善する薬)の代表処方です.体質的に瘀血の傾向が強い人には,眼の下のくまや舌下静脈の怒張,痔疾,臍傍部の圧痛などの特徴的な所見が表れます.冠動脈の攣縮による局所的な瘀血のみならず,もともと瘀血体質の患者さんに桂枝茯苓丸を追加したところ,VSA発作が抑制されたという報告もあります[6].

これまで漢方薬が効くという話ばかりしてきましたが,うまくいかなかったVSA症例もご紹介します.恥をさらすようですが,すべてがうまくいくとは限らない…ということをお伝えする意味で.

> **症例** 芍薬甘草湯追加が無効だったVSA症例(54歳男性)
>
> 主　訴:胸部圧迫感
> 現病歴:X年8月Y日,上記主訴にて救急搬送.到着後の心電図でⅡ,Ⅲ,aVF誘導のST上昇を認めた.本人の話によると,他院にてVSAと診断され治療を受けているが発作のコントロールがつかず,半分匙を投げられている…とのこと.
> 硝酸薬静注によって発作はいったん落ち着いたが,15分後に再度胸部症状が出現.モニター上明らかなST上昇を認めていた.その後も同様のST上昇を伴う発作を繰り返したため,ジアゼパムによる鎮静を行った.
> 身体所見:血圧120/76mmHg,脈拍80/分(整),腹直筋緊張あり
> 経　過:入院後,冠動脈造影を行ったが冠動脈狭窄は認めず.繰り返しST上昇発作が確認されていたため冠攣縮誘発は行わず,VSAと診断.改めて内服調整を行った.Ca拮抗薬,硝酸薬,ニコランジル,ビタミンC,ビタミンE,ジアゼパムなどをfull doseで処方したが,『そろそろ退院を考えましょうか』と提案するたびに発作が再発するため,退院困難となっていた.
> そこで,冠攣縮は冠動脈平滑筋の過収縮によって起こると考え,筋肉の過収縮を抑制する働きのある (68) 芍薬甘草湯3包/毎食前を追加処方した.
> 服用開始1週間後,満を持して退院を提案したところ,その夜に再びVSA発作を起こされた.
> 発作のパターンから心療内科的な病態を考えて専門医へ紹介したところ,嘘のように発作が起こらなくなり,無事退院された.

この症例を担当したときにはまだ漢方の知識が不足しており,処方の引き出しが少なかったためうまく治療することができませんでした.結果的に患者さんはお元気になられたのでよかったのですが,今なら半夏厚朴湯などを処方してもう少しうまく治療できたのではないかとも思います.

胸痛症候群，心臓神経症

　さて，半夏厚朴湯や桂枝茯苓丸は，虚血性心疾患やその他の器質的疾患の除外ができているが胸痛が続く…という場合にも効果が期待できます．いわゆる狭義の胸痛症候群，心臓神経症といった状況です．

　冠動脈造影を行ったが有意狭窄や冠攣縮が確認できず，上部消化管内視鏡検査でも胸痛の原因と思われる明らかな所見が見当たらない…というケースでは，対応に苦慮します．

　『安定剤で様子をみましょう』と提案すると，『この痛みは気のせいなんですか？』と露骨に不信感を表される方もおられますね．そんなときに，漢方薬という選択肢をもっておくことは悪くありません．

　ほかにも『胸痛』という症状に対して使える漢方薬があります．

　当帰湯（とうきとう）は，天璋院篤姫の侍医を務めたという名医浅田宗伯（あさだそうはく）が「冷えがあって，上腹部〜背部へ放散する痛みによい」と評した処方です．

　出典となる『千金方』という古典医書には，「心腹絞痛，諸虚冷気満を治す」とあり，胸腹部の疼痛性疾患（心臓神経症，肋間神経痛，消化性潰瘍）の治療に用いられてきました[7]．

　構成生薬からは，鎮痙鎮痛（芍薬），血液循環促進（乾姜，山椒），ストレス解消（半夏，厚朴）などの効果が期待されますので，冷え症で血色が悪く，比較的体力の低下した人が，胸腹部より背部にかけて疼痛を訴える場合によいでしょう．また，甘草の含有量は1.0gですし，その他副作用を心配しなくてはならないものが含まれていませんので，長期服用でも比較的安全です．

〈文献〉

1) Inoue S et al：The contributory role of interstitial water in Gd-DTPA-enhanced MRI in myocardial infarction. J Magn Reson Imaging 9：215-219, 1999
2) 山田　勉ほか：虚血性心疾患と漢方方剤に関する研究（Ⅱ）―柴胡加竜骨牡蛎湯の心筋梗塞巣制限化についての検討―．日本東洋医学雑誌 52：483-492, 2002
3) 山田　勉ほか：当帰芍薬散と木防已湯のブタ冠動脈攣縮発生に及ぼす影響．日本東洋医学雑誌 47：617-624, 1997
4) 福島　偉ほか：木防已湯により亜硝酸薬舌下投与を減量しえた冠攣縮性狭心症の1例．漢方医学 25：215, 2001
5) 首藤達哉ほか：効くから嬉しい漢方薬＜新発見＞冠攣縮性狭心症に柴朴湯が著効した3症例．漢方の臨床 57：565-573, 2010
6) 内藤真礼生ほか：桂枝茯苓丸（駆瘀血薬）が著効した異型狭心症の1例．治療学 40：96-99, 2006
7) 並木隆雄ほか：当帰湯エキス製剤で管理し得た西洋薬が使用困難だった微小血管狭心症の1例．漢方の臨床 56：2071-2076, 2009

肥 満

ズバリ要点

・防風通聖散は基礎代謝を高めることにより体重減少効果を示すが，食事療法の併用が必須である．
・防風通聖散は副作用を起こしやすい生薬を複数含有しているので注意が必要！
　　⇒安易に処方しない
・汗かきでむくみがちな人の肥満には防已黄耆湯を一考．

処方例

1 臍を中心に膨満して力のある，いわゆる太鼓腹の肥満に…
　62 防風通聖散（ボウフウツウショウサン）　3包（7.5g）/毎食前（2週間分）
　〈保険病名〉肥満症，便秘，むくみ，高血圧の随伴症状（動悸，肩こり，のぼせ）
　〈注意すべき生薬（1日量）〉甘草2.0g，黄芩2.0g，麻黄1.2g，大黄1.5g，山梔子1.2g

2 汗かきでむくみがちな人の肥満に…
　20 防已黄耆湯（ボウイオウギトウ）　3包（7.5g）/毎食前（2週間分）
　〈保険病名〉肥満症，多汗症，浮腫など
　〈注意すべき生薬（1日量）〉甘草1.5g

解　説

『漢方のやせ薬，出してもらえますか？』
　診察室で開口一番そうおっしゃる患者さん，皆さんの外来にはおられませんか？私の外来にはそういう患者さんが時々いらっしゃいます．
『もしかして防風通聖散（ぼうふうつうしょうさん）ですか？』
『あー，それそれ！　その薬です！』
　こんなやりとりから診察が始まるのが，よくあるパターンです．

漢方のやせ薬？　防風通聖散

　防風通聖散は，肥満に効果のある漢方薬としてメディアに取り上げられ，有名にな

りました.『やせる漢方薬』という響きと安心感が人々の心をつかんだようで,OTC薬としても驚くほど大きな市場をもっています.

明治〜昭和初期に活躍した森道伯という漢方医が,「一貫堂医学」と呼ばれる漢方の一流派を作り上げました.その一貫堂医学では,美食による肥満や卒中体質の治療を行う際に,防風通聖散を用います[1].食べ物を摂取しすぎることによって体にたまった『食毒』を防風通聖散で解毒する…という考え方をするのです.

実際に防風通聖散を処方してみると,確かに効果があります.

症例 防風通聖散によって初めてダイエットに成功した一例(43歳男性)

主　　訴:肥満,脂肪肝,LDLコレステロール上昇を何とかしたい
現 病 歴:X-1年9月初診.職場の健診でLDLコレステロール145mg/dL,ALT 58U/L,体重101kgを指摘された.これまでにもダイエットに挑戦したことがあるが,うまくいかなかった.漢方薬で何とかならないか…と思い,受診.便秘あり.
身体所見:血圧128/79mmHg,脈拍57/分(整),身長172cm,体重101kg,筋肉質,お腹は出ているが仰臥位でも横に垂れ下がらない
処　　方:(62)防風通聖散　3包(7.5g)/毎食前
経　　過:X-1年11月,2ヵ月間の服用で体重減少なし.ただし,体調はよく,便秘も改善している.食事療法は全く行っていなかったため,夕食の最初にサラダを食べるという工夫を始めてもらう.12月,1ヵ月で4kgの体重減(97kg).
　　　　　X年4月,体重96.2kgとなり,LDLコレステロール127mg/dL,ALT 28U/Lに改善.8月,体重95.8kg.その後,処方継続中.

この患者さんは,40代半ばにさしかかった今でも週末にはラグビーの試合に出るというスポーツマンです.お腹は出ていますが,緩んでブヨブヨのお腹ではなく,触ると張りのある硬いお腹(筋肉質のお相撲さんのお腹…というイメージ)です.

初めは防風通聖散の服用だけで経過をみましたが,体重は減りません.そこで,夕食の最初にキャベツなどのサラダを食べ,サラダが終わったら3分間の休憩を挟んでからメインのおかずに取り掛かる…というダイエット法を指導しました.すると,これまでのダイエットでは一度もうまくいかなかったにもかかわらず,1ヵ月で4kgの減量効果が出たのです.その後も少しずつ体重は減少し,結局101kgからスタートして95.8kgまでの減量に成功しました.そのほかの患者さんでも,減量に成功する人はおおむね3kgくらい減量できるような印象をもっています.

防風通聖散でやせるには食事療法が必須

防風通聖散による体重減少の機序に関しては,MSG肥満マウスによる研究結果が示されています[2,3].麻黄に含まれるl-ephedrine,d-pseudoephedrineがノルアドレナリン放出を増強し,褐色脂肪組織のβ_2,β_3,α_2アドレナリン受容体を活性化

する．甘草，連翹(れんぎょう)，荊芥(けいがい)に含まれるキサンチン類似物質が，ホスホジエステラーゼ阻害作用によってノルアドレナリンの効果を持続させる．その結果，褐色脂肪組織の熱産生が高まることによって全身代謝の活性化が起こり，体重が減少するようです．

また，臨床研究においても基礎代謝量増加と体重減少効果が示されています．

平均47.5±2.6歳，体重73.9±2.5kgの肥満女性を対象として，防風通聖散服用群25例，プラセボ群25例で比較検討したところ，24週の服用で防風通聖散群は平均4kgの体重減少を認めました[4]．ただし，食事療法の併用が必須で，<u>食事療法を行わなければ減量効果は出ない</u>ようです．

防風通聖散の副作用

一方，うまくいかないケースがあることも事実です．いわゆる証が合わない人の場合にはうまくいきません．まず薬を服用すること自体が難しいのです．

一貫堂医学の話の中で『解毒する』という言葉を使いました．防風通聖散は，毒をもって毒を制すというイメージのある薬なので，解毒作用に負けてしまうような体質の方は飲めません．下痢をしたり，食欲が落ちすぎたり，元気がなくなったりします．

お腹がブヨブヨしていて，仰臥位になると贅肉がだら〜っと横に垂れてしまうような，いわゆる水太りの人が防風通聖散を服用すると，減量効果が出る前に飲めなくなってしまうでしょう．

処方例のところで，副作用を起こしうる重要生薬の含有量を記載していますが，防風通聖散は地黄を除くすべての生薬を含んでいます．当然，服用する人の器(体力)を求める薬ということになります．

副作用に関してもう少し話をしますと，この薬は副作用に注意を要する生薬を数多く含んでいます．甘草で偽アルドステロン症，黄芩で肝障害，麻黄で血圧上昇，大黄で下痢，山梔子で腸間膜静脈硬化症…などなど．言い方を変えれば，これほど副作用発現のリスクをもった漢方薬はほかにないのです(「漢方薬の副作用について」78頁参照)．

防風通聖散はOTC薬として販売されているような薬ですが，私はいつも緊張感をもって処方していますし，定期的な血液検査を欠かしません．一部の患者さんは，今でも『漢方薬＝安全』というイメージをもっていて，安易に防風通聖散の処方を希望しますが，適応の見極めが必要です．

『漢方一貫堂医学』という本の中で，防風通聖散の適応となる患者さんの特徴が次のように解説されています[1]．

「体格は一般に骨格たくましく，…＜中略＞…一見して将来脳溢血を起こす危険を感ずる風貌をそなえた者を標準にすれば，大体間違いない」

私は，力士のように筋肉質でお腹に抵抗があり，臍を中心に膨満して力のある太鼓腹で，便秘がちな人…という基準で処方を行っています．

　加えて，食事療法を併用しない限り減量効果は出ませんので，『ダイエットの効果を高める薬』と考えたほうがよいでしょう．何の努力も要らず，飲むだけでやせる魔法の薬…ではありません．

　うまく使えば効果があるが，副作用のリスクは高い…防風通聖散はそんな薬です．

水太りの人には防已黄耆湯

　ちなみに，防風通聖散が合わない『お腹がブヨブヨしていて，仰臥位になると贅肉がだら〜っと横に垂れてしまうような，いわゆる水太りの人』には，防已黄耆湯（ぼういおうぎとう）という薬を考慮します．日常臨床の現場では，変形性膝関節症のため膝関節に水が溜まるという患者さんに処方することの多い処方です．

　昭和を代表する漢方医であった大塚敬節先生は，著書の中で防已黄耆湯の合う患者像を以下のように述べています[5]．

　「防已黄耆湯証は，男子よりも婦人に多く，ことに，いわゆる有閑マダムにおおくみられる．色白の水ぶとりの婦人にこの証がある．もっと痩せたいとの希望を持っている人が多い．この種の人は…＜中略＞…体を動かさないのでますます肥満してくる．…＜中略＞…多汗症で，夏の汗は流れるごとくである．この種の婦人で50歳を越すと，膝関節痛を訴える人がかなりいる．また，夕方，靴や足袋が窮屈になるほど足に浮腫がくる．尿の検査をしても蛋白は証明できない．…＜中略＞…腹部は一体に膨隆しているが，抵抗や圧痛はなく，軟弱である．以上の如き，患者に防已黄耆湯を用いると，筋肉が締まって体が軽くなり，膝関節の疼痛や下肢の浮腫がとれる．この種の婦人に防風通聖散や大柴胡湯を用いると，かえって疲労が甚だしくなる」

　このように汗かきでむくみがちな人の肥満治療には，防已黄耆湯をご検討ください．

〈文献〉
1) 矢数　格：漢方一貫堂医学，医道の日本社，横須賀，28-35，2002
2) Yoshida T et al：Thermogenic, anti-obesity effects of bofu-tsusho-san in MSG-obese mice. Int J Obes Relat Metab Disord 19：717-722，1995
3) 坂根直樹ほか：防風通聖散の抗肥満作用機序解明に関する基礎的研究—MSG肥満マウスの褐色脂肪組織活性化作用について—．肥満研究 1：122-125，1995
4) 吉田俊秀：肥満の薬物療法．CLINICIAN 469：286-290，1998
5) 大塚敬節ほか：漢方診療医典，南山堂，東京，122-125，1980

知っておくと便利な処方
侵襲的治療による合併症対策

ズバリ要点

- 心臓カテーテル治療後，デバイス植込み後の皮下出血に
 ⇒桂枝茯苓丸，治打撲一方
- デバイス植込み後の創治癒がよくないときに
 ⇒黄耆建中湯，十全大補湯
- CCU症候群，夜間せん妄で安静が保てないときに
 ⇒抑肝散，抑肝散加陳皮半夏

処方例

◆ 心臓カテーテル治療後，デバイス植込み後の皮下出血に

1 便秘のない人には…
　(25) 桂枝茯苓丸（ケイシブクリョウガン）　3包（7.5g）/毎食前（2週間分）
〈保険病名〉打撲症，冷え症など
〈注意すべき生薬〉なし

2 便秘がちな人には…
　(89) 治打撲一方（チダボクイッポウ）　3包（7.5g）/毎食前（2週間分）
〈保険病名〉打撲による腫れおよび痛み
〈注意すべき生薬（1日量）〉甘草1.5g，大黄1.0g
＊大黄入りのため下痢する可能性あり

3 重症例には…
　(25) 桂枝茯苓丸（ケイシブクリョウガン）　3包 ＋ **(89)** 治打撲一方（チダボクイッポウ）　3包/毎食前（2週間分）
〈保険病名〉打撲症
〈注意すべき生薬（1日量）〉甘草1.5g，大黄1.0g

◆ デバイス植込み後の創治癒促進に

1 まずは…
　(98) 黄耆建中湯（オウギケンチュウトウ）　6包（18.0g）/毎食前（2週間分）
〈保険病名〉寝汗，虚弱体質など

〈注意すべき生薬（1日量）〉甘草2.0g

2 貧血傾向，皮膚乾燥がある場合には…
(48) 十全大補湯（ジュウゼンタイホトウ）　3包（7.5g）/毎食前（2週間分）
〈保険病名〉寝汗，貧血，食欲不振など
〈注意すべき生薬（1日量）〉甘草1.5g，地黄3.0g

◆ CCU 症候群，夜間せん妄に

1 まずは…
(54) 抑肝散（ヨクカンサン）　3包（7.5g）/毎食前（発症前に服用開始）
〈保険病名〉不眠症，神経症など
〈注意すべき生薬（1日量）〉甘草1.5g

2 虚弱体質，胃腸が弱い人には…
(83) 抑肝散加陳皮半夏（ヨクカンサンカチンピハンゲ）　3包（7.5g）/毎食前（発症前に服用開始）
〈保険病名〉不眠症，神経症など
〈注意すべき生薬（1日量）〉甘草1.5g

解　説

血腫，創治療の補助として

　心臓カテーテル検査や治療の後に皮下出血ができてしまうことがありますね．とくに鼠径部（大腿動脈）アプローチで経皮的冠動脈インターベンション（PCI）を行った場合や大動脈内バルーンパンピング（IABP）が入ったときなどには，大きな血腫や皮下出血斑ができることがあり，患者さんに余計な心配を与えてしまいます．

　また，ペースメーカーや植込み型除細動器（ICD）などの植込みデバイス手術後にポケット内血腫ができてしまうこともあります．閉創する前にポケット内を十分に止血することはもちろん重要ですが，抗血小板薬や抗凝固薬を中止しにくい場合もありますから，予想以上にポケット内出血してしまうこともありえます．ポケット内血腫に対する血腫除去術はデバイス感染の明らかな危険因子となりますから[1]，もし血腫形成してしまった場合にはできるだけ早く保存的に終息させてしまいたいものです．

　そのようなときには，桂枝茯苓丸（けいしぶくりょうがん）などの駆瘀血剤（くおけつざい）が役立ちます[2]．駆瘀血剤は，瘀血と呼ばれる末梢循環障害を治療するための薬の総称です．閉塞性動脈硬化症などのようにわかりやすい末梢循環障害はもちろん瘀血の状態と考えますが，東洋医学では内出血や血腫も瘀血の一種と考えます．

駆瘀血剤を投与すると瘀血が改善しますので，内出血は自然経過よりも早く吸収されます．桂枝茯苓丸は駆瘀血剤の標準薬ですが，便秘を伴っている場合には治打撲一方（ぢだぼくいっぽう）を考慮します[3]．

　治打撲一方は，戦国時代の武士たちが戦場で使っていた処方（生薬の組み合わせ）を香川修庵という江戸時代の漢方医が整理したものといわれています[4]．血腫の吸収を促し，血腫に伴う痛みを軽減する効果もあります．便秘の際に用いられる大黄甘草湯（だいおうかんぞうとう）にも用いられている大黄という生薬を含んでいますので，便通も改善してくれます．

　なお，内出血や血腫が重症の場合には，治打撲一方と桂枝茯苓丸の併用を行うことも可能です．

　また，栄養状態が悪く，デバイス植込み後の創治癒が悪いような場合にも漢方薬は有効です．

　黄耆建中湯（おうぎけんちゅうとう）は，体力が低下して疲労倦怠が強く，寝汗を伴うようなときに用いる薬です．創傷治癒の遷延化や慢性化膿巣に効果があり，傷の治りが悪い場合や，術後の創の付きが悪い場合に用いると改善をもたらします[5]．

　十全大補湯（じゅうぜんたいほとう）は，「漢方薬の副作用について」の項（80頁）でもご紹介しましたが，気と血を補う働きのある滋養強壮薬です．補気作用により免疫機能が高まりますので，切開排膿後に肉芽の発育が悪い場合や褥瘡の肉芽形成不良のケースなど，感染の合併が疑われる場合に効果が期待できます．

　ペースメーカーポケットの皮膚からリードが露出した状態で来院された症例に十全大補湯を処方したことがありますが，デバイス除去＋ポケット内洗浄手術後の経過がよく，創治癒もスムーズでした[6]．

CCU症候群，夜間せん妄

　研修医時代の経験です．80代前半の男性Aさんが，急性心筋梗塞のため緊急搬送され，PCI終了後，CCUに入室されました．当時は，まだステントが使えませんでしたので，大腿動脈アプローチで左前下行枝に経皮的冠動脈形成術（PTCA）を行ったあと，シースを残したままの状態で急性冠閉塞（acute closure）に備えていました．

　夜中の3時ごろ，医局で待機していた私に"すぐ来て！"というドクターコールが入りました．走ってCCUに駆け付けると，ベッドで休んでいるはずのAさんがベッドサイドに立っています．そして，ベッドに戻るよう促す看護師に，『わしをこんなところに連れてきてどうするつもりだ！　家に帰る！』と大声を上げ，真っ赤な顔で興奮しています．完全に不穏状態です．

　私もAさんに状況を説明し，何とか安静にしてもらおうと試みますが，会話が噛み合いません．結局，鎮静薬を使用し，何とか眠ってもらいました．

このようなCCU症候群，夜間せん妄の患者さんに鎮静薬を使うと，効果が遷延して昼夜逆転の状態になってしまったり，ふらつきのため転倒が起こりやすくなる可能性があります．できることなら鎮静のお薬は控えたいものです．

そのようなときに，抑肝散（よくかんさん）や抑肝散加陳皮半夏（よくかんさんかちんぴはんげ）が使えます．

抑肝散は，認知症の周辺症状（behavioral and psychological symptoms of dementia；BPSD）に効果があるということで有名になりました[7]．BPSDは，易怒性，興奮，妄想，幻覚，徘徊，火の不始末など，介護の現場を疲弊させてしまう症状ですが，明確なエビデンスをもつ治療薬（西洋薬）はなく，リスペリドンなどの抗精神病薬がやむをえず処方されていました．しかし，抑肝散によってふらつきなどの副作用なくBPSDの症状が軽減することがわかったのです．

その抑肝散が，CCU症候群や夜間せん妄に応用できることがわかりました．福島県立医科大学心臓血管外科学講座の髙瀬信弥先生らが，心臓大血管手術後のせん妄予防を目的とした抑肝散投与について研究報告しておられるのです[8]．

待機手術例連続30症例を封筒法により抑肝散投与群と非投与群に分け，DRS-J（delirium rating scale-J）を用いてせん妄の状態を評価されています．その結果，妄想，興奮，現実感覚，気分の変動の4項目で有意差が認められ，術前5日からの抑肝散服用が術後せん妄に有効であったとしています．

さらに，2012年の"New England Journal of Medicine"に，心臓手術後にせん妄を認めた患者の術後認知機能低下は半年後にも持続している…という内容の論文が掲載されました[9]．一方，せん妄を認めなかった症例の認知機能は，術後1カ月の時点ですでに術前のスコア（Mini-Mental-State Examination；MMSE）に回復していたということですから，術後せん妄を予防することには術後認知機能の早期回復という意義もありそうです．

抑肝散はもともと夜泣きの薬ですが，『怒り』を鎮める働きがあります．したがって，興奮して怒っているような人にはとてもよく効くのです．

余談ですが，60代前半の女性から『漢方薬で夫婦げんかを何とかできないか…』という無茶な相談をされたことがあります．初めは戸惑いましたが，『怒り』の治療をすればよいのだと気づき，抑肝散を処方しました．ご夫婦両方に服用してもらったのですが，4週間後，『本当に不思議なことに，けんかをしなくなった．以前は夫の行動にいちいち腹が立ったけど，今は腹が立たない』と言われました．やはり抑肝散は『怒り』を鎮める薬です．

抑肝散の処方を考慮する際，胃腸虚弱の傾向がある人には，胃腸機能を助ける生薬である陳皮（ちんぴ）と半夏（はんげ）が加味された抑肝散加陳皮半夏を考慮してください．

〈文献〉

1) Didier Klug et al：Risk factors related to infections of implanted pacemakers and cardioverter-defibrillators：Results of a large prospective study. Circulation 116：1349-1355, 2007
2) 大塚敬節：症候による漢方治療の実際, 第5版, 南山堂, 東京, 120-121, 2004
3) 首藤孝夫：外傷と漢方―治打撲一方の運用―. 伝統医学 9：100-104, 2006
4) 森久保治道：治打撲一方の歴史的考察と使用経験. 漢方の臨床 14：1953-1957, 1999
5) 泉　義雄：皮膚疾患の漢方治療. 薬理と臨床 20：259-270, 2010
6) 北村　順ほか：血小板減少症に対して十全大補湯が有用であったペースメーカー植込み術後の2症例. 漢方医学 35：279-283, 2011
7) Iwasaki K et al：A randomized, observer-blind, controlled trial of the traditional Chinese medicine Yi-Gan San for improvement of behavioral and psychological symptoms and activities of daily living in dementia patients. J Clin Psychiatry 66：248-252, 2005
8) 高瀬信弥：高齢者の心臓大血管術後に起こるせん妄に対する抑肝散の効果. 漢方医学 34：132-134, 2010
9) Saczynski JS et al：Cognitive trajectories after postoperative delirium. N Engl J Med 367：30-39, 2012

Column ⑤　東洋医学的所見のスコア化

　東洋医学では，気（き）・血（けつ）・水（すい）が過不足なく存在し，それらが体内をスムーズに循環していることが，健康にとって望ましい状態と考えます．気とは生命活動の根源的エネルギーのこと，血とは赤い色をした体液（＝ blood ではありません），水とは透明な色をした体液を意味します．

　気・血・水の状態に異常が生じると健康は損なわれ，様々な症状が出現します．

　気が不足した状態を気虚（ききょ）と呼びます．気虚になると，全身倦怠感や意欲低下が出現します．血の循環に障害をきたした状態である瘀血（おけつ）によって，不眠や冷え，月経異常などが生じます．水毒（すいどく）は体内で水が偏在し滞ってしまった状態ですが，めまいや嘔吐，浮腫などの原因となります．

　したがって，患者さんの気・血・水の状態を把握することができれば，もう一段上の漢方治療が可能となり，患者さんに喜ばれる確率も向上すると思うのですが，気・血・水などのパラメータ異常を問診や診察所見から見出すことにはある程度の知識と経験が必要です．そこで，富山医科薬科大学と千葉大学大学院で和漢診療学講座の教授を務められた寺澤捷年先生が提唱されている，気・血・水パラメータのスコア化をご紹介しましょう．

　ここでは一例として，瘀血スコアを著書から引用してみます（表）[1]．

表　瘀血スコア

	瘀血スコア 男	瘀血スコア 女		瘀血スコア 男	瘀血スコア 女
眼瞼部の色素沈着	10	10	臍傍圧痛抵抗　左	5	5
顔面の色素沈着	2	2	臍傍圧痛抵抗　右	10	10
皮膚の甲錯*	2	5	臍傍圧痛抵抗　正中	5	5
口唇の暗赤化	2	2	回盲部圧痛・抵抗	5	2
歯肉の暗赤化	10	5	S状部圧痛・抵抗	5	5
舌の暗赤紫化	10	10	季肋部圧痛・抵抗	5	5
細絡**	5	5			
皮下溢血	2	10	痔疾	10	5
手掌紅斑	2	5	月経障害		10

解説：スコアはいずれも明らかに認められるものに当該のスコアを与え，軽度なものには 1/2 を与える．
*皮膚の甲錯：皮膚の荒れ，ザラつき，皸裂．
**細絡：毛細血管の拡張，くも状血管腫など．

（文献 1 より引用）

　20 点以下は『非瘀血病態』，21 点以上が『瘀血病態』，40 点以上になると『重症の瘀血病態』と判断します．スコアを計算するためにあらかじめ専用の問診票を作っておき，診察所見と合わせて点数化するだけで，瘀血の有無・重症度を評価できるのですから簡単です．

　瘀血があるとわかれば，瘀血を改善する薬（駆瘀血剤）が処方選択の候補となりますから，処方で迷うことも減りますね．腹診所見と併用するところまでいけば，かなり上手く漢方が使えるようになるでしょう．

　ちなみに，引用させていただいた寺澤先生の著書には，ほかにも気虚，気鬱（きうつ），気逆（きぎゃく），血虚（けっきょ），水毒（水滞）のスコア算定法とその病態に対する治療薬が記されていますので，ご参照ください．

〈文献〉
1) 寺澤捷年：症例から学ぶ和漢診療学，第 3 版，医学書院，東京，51，2012

知っておくと便利な処方
様々な症状・病態に使える漢方

ズバリ要点

・理屈はともかく，様々な症状・病態に対して使える漢方薬を紹介します
　⇒ 1st choice となる薬を知っているだけでも結構使えます
・心不全症例に処方する場合は，甘草の1日量が1g（～1.5g）までにおさまるようにしましょう．

処方例

◆ 呼吸器系

1 風邪の予防，微熱，疲労倦怠

(41) 補中益気湯（ホチュウエッキトウ）　2包（5.0g）～3包（7.5g）/朝夕食前～毎食前（2週間分）

〈保険病名〉胃下垂，食欲不振，感冒，痔，脱肛　他

〈注意すべき生薬（1日量）〉甘草 1.0g～1.5g（0.5g/包）

〈解説〉使いやすい滋養強壮薬．免疫力を高め，感染症を予防します．MRSA感染予防，癌転移の予防効果も．体の小さい高齢者には，2包/日から処方したほうが安心です．

2 風邪の初期

(127) 麻黄附子細辛湯（マオウブシサイシントウ）　3包（7.5g）/毎食前（3日分）

〈保険病名〉感冒，気管支炎

〈注意すべき生薬（1日量）〉麻黄 4.0g

〈解説〉くしゃみ・鼻水，咽頭痛で始まった風邪，体の冷えがきっかけで引いてしまった風邪の初期に．高齢者，虚弱体質者でも服用可．ただし，最長3日まで．

3 頭痛がメインの風邪

(124) 川芎茶調散（センキュウチャチョウサン）　3包（7.5g）/毎食前（5日分）

〈保険病名〉かぜ，頭痛

〈注意すべき生薬（1日量）〉甘草 1.5g

〈解説〉風邪に頭痛はつきものですが，風邪に伴う頭痛には川芎茶調散．体力や体格などを考えなくても処方できる薬です．

知っておくと便利な処方　様々な症状・病態に使える漢方

4 体力がある人の肩こりを伴う風邪，首から上の炎症性疾患（結膜炎，中耳炎，扁桃炎の急性期）

　(1) **葛根湯**（カッコントウ）　3包（7.5g）/毎食前（3日分）

〈保険病名〉感冒，肩こり
〈注意すべき生薬（1日量）〉麻黄3.0g，甘草2.0g
〈解説〉葛根湯は体力のある人の感冒薬．肩こりを伴い，発汗のない風邪に．発汗させる治療薬なので，お湯に溶かして服用し，服用後は布団に包まって発汗を促す必要があります．

5 発症から数日経った風邪：微熱がある，または口が苦いときに

　(9) **小柴胡湯**（ショウサイコトウ）　3包（7.5g）/毎食前（5日分）

〈保険病名〉感冒，気管支炎
〈注意すべき生薬（1日量）〉黄芩3.0g，甘草2.0g
〈解説〉発症から少し時間が経った風邪には小柴胡湯を検討．微熱がある，あるいは口が苦く感じるという訴えがあるとよりよい．黄芩，甘草が含まれていますが，短期間の服用になりますから副作用はそれほど気にしなくてもよいでしょう．

6 咽頭痛がメインの風邪，扁桃炎：体力普通以上

　(109) **小柴胡湯加桔梗石膏**（ショウサイコトウカキキョウセッコウ）　3包（7.5g）/毎食前（5日分）

〈保険病名〉扁桃炎，扁桃周囲炎
〈注意すべき生薬（1日量）〉黄芩3.0g，甘草2.0g
〈解説〉喉からくる風邪，扁桃炎には小柴胡湯加桔梗石膏．抗菌薬と併用することが多いかもしれません．前述の小柴胡湯に，炎症を抑える（局所の熱を冷ます）生薬である桔梗と石膏を追加したものです．

7 咽頭痛がメインの風邪，扁桃炎：虚弱な人の場合

　(138) **桔梗湯**（キキョウトウ）　3包（7.5g）/毎食前（5日分）

〈保険病名〉扁桃炎，扁桃周囲炎
〈注意すべき生薬（1日量）〉甘草3.0g
〈解説〉虚弱者の喉からくる風邪，扁桃炎には桔梗湯．桔梗には排膿消腫の働きがあります．エキス製剤をぬるま湯に溶かし，ガラガラとうがいをしてから飲み下すように服用するとよい．

8 鼻水・鼻閉がメインの風邪，または花粉症・アレルギー性鼻炎：胃腸虚弱なし

　(19) **小青竜湯**（ショウセイリュウトウ）　2包（6.0g）〜3包（9.0g）/朝夕食前〜毎食前（5日分〜2週間分）

〈保険病名〉アレルギー性鼻炎，鼻炎，感冒，アレルギー性結膜炎，気管支喘息
〈注意すべき生薬（1日量）〉麻黄3.0g，甘草3.0g

〈解説〉鼻水の風邪，花粉症の漢方薬といえば小青竜湯．麻黄含有のため胃腸虚弱の人には飲みにくい薬です．また，甘草も3g入っていますので，偽アルドステロン症の発症をチェックしていく必要があります．

9 鼻水・鼻閉がメインの風邪，または花粉症・アレルギー性鼻炎：胃腸虚弱あり

119 苓甘姜味辛夏仁湯（リョウカンキョウミシンゲニントウ） 2包（5g）〜3包（7.5g）/朝夕食前〜毎食前（5日分〜2週間分）

〈保険病名〉気管支炎，気管支喘息 他
〈注意すべき生薬（1日量）〉甘草2.0g
〈解説〉胃腸虚弱のため小青竜湯が服用できない人にはこちらをお勧め[1]．甘草も小青竜湯より少ないので比較的安全に使えます．長期服用が必要な通年型アレルギーの方でもOK．

10 乾いた咳が出る風邪，乾性咳嗽・空咳

29 麦門冬湯（バクモンドウトウ） 3包（9.0g）/毎食前（2週間分）

〈保険病名〉気管支炎，気管支喘息
〈注意すべき生薬（1日量）〉甘草2.0g
〈解説〉日中に多い，出始めるとなかなか止まらない乾性咳嗽によい．滋潤作用があるので，シェーグレン症候群の口腔内乾燥などにも．

11 痰（膿性）の絡んだ咳が出る風邪，湿性咳嗽

55 麻杏甘石湯（マキョウカンセキトウ） 3包（7.5g）/毎食前（3日〜1週間）

〈保険病名〉気管支喘息
〈注意すべき生薬（1日量）〉麻黄4.0g，甘草2.0g
〈解説〉気道の炎症が強く，痰の絡んだ咳が出る気管支炎，気管支喘息の急性期（発作時）に服用します．湯に溶かして服用すると，飲んでいる間に咳が鎮まってきます．麻黄含有量が多いので，短期間の服用とします．

12 夜布団に入ると出始める咳

93 滋陰降火湯（ジインコウカトウ） 3包（7.5g）/毎食前（2週間分）

〈保険病名〉喉にうるおいがなく痰が出なくて咳き込むもの（気管支炎）
〈注意すべき生薬（1日量）〉地黄2.5g，甘草1.5g
〈解説〉体力が低下した人で，粘稠な痰が切れにくい場合に用います．夜布団に入ると咳が出る…と訴える場合に処方を考慮します．

13 いつまでも熱，咳・痰が長引く風邪

91 竹筎温胆湯（チクジョウンタントウ） 3包（7.5g）/毎食前（2週間分）

〈保険病名〉インフルエンザ，風邪
〈注意すべき生薬（1日量）〉地黄2.5g，甘草1.0g
〈解説〉風邪の経過が長く，熱や咳・痰が続くときには竹筎温胆湯．熱や咳のために安眠できないような状態であれば，処方する価値ありです．

◆ 消化器系

1 食欲不振，機能性ディスペプシア（FD），体重減少
　43 六君子湯（リックンシトウ）　3包（7.5g）/毎食前（2週間分）
〈保険病名〉胃炎，胃下垂，食欲不振，胃痛，嘔吐　他
〈注意すべき生薬（1日量）〉甘草1.0g
〈解説〉胃内容物の排出促進効果あり．消化吸収機能を高めます．グレリン分泌を促して食欲増進．太れない体質の人でも体重が増えます．

2 虚弱体質者の慢性下痢症，お腹が冷えると下痢をする人に
　30 真武湯（シンブトウ）　3包（7.5g）/毎食前（2週間分）
〈保険病名〉慢性腸炎，胃下垂症　他
〈注意すべき生薬〉なし
〈解説〉冷たいものを摂取すると下痢をする人，食事の度に便意を催して軟便が少しずつ出るような人によい．

3 過敏性腸症候群
　60 桂枝加芍薬湯（ケイシカシャクヤクトウ）　3包（7.5g）/毎食前（2週間分）
〈保険病名〉腹痛，しぶり腹
〈注意すべき生薬（1日量）〉甘草2.0g
〈解説〉常用するパターンと，ストレスがかかる日の前日から当日にかけて頓服的に服用するパターンがあります．ラモセトロン（イリボー®）が処方できない女性にも服用していただけるので便利です．

4 高齢者・虚弱者の便秘：その1
　51 潤腸湯（ジュンチョウトウ）　3包（7.5g）/毎食前（2週間分）
〈保険病名〉便秘
〈注意すべき生薬（1日量）〉大黄2.0g，甘草1.5g，黄芩2.0g，地黄6.0g
〈解説〉高齢者や虚弱者の便秘に潤腸湯．体液欠乏の傾向にあり，兎糞状の便が出る人に良い．地黄で胃もたれしてしまう場合は，麻子仁丸に変更．

5 高齢者・虚弱者の便秘：その2
　126 麻子仁丸（マシニンガン）　3包（7.5g）/毎食前（2週間分）
〈保険病名〉便秘
〈注意すべき生薬（1日量）〉大黄4.0g
〈解説〉高齢者や虚弱者の習慣性便秘に麻子仁丸も．潤腸湯に比べて大黄の量が多いので，下痢してしまう場合は，2包/朝夕食前に減量します．

◆ 神経・筋肉系

1 雨が降る前の頭痛
17 五苓散（ゴレイサン） 3包（7.5g）／毎食前（3日分）
〈保険病名〉頭痛　他
〈注意すべき生薬〉なし
〈解説〉気圧の低下に伴って起こる頭痛には五苓散．あらかじめ処方しておき，低気圧が近づく前に服用してもらうとよいでしょう．

2 片頭痛・寒冷刺激で起こる頭痛
31 呉茱萸湯（ゴシュユトウ） 3包（7.5g）／毎食前（3日分または頓服）
〈保険病名〉習慣性頭痛，習慣性片頭痛
〈注意すべき生薬〉なし
〈解説〉気温の低下に伴って起こる頭痛や片頭痛発作には呉茱萸湯．鎮吐作用もあるので，嘔気・嘔吐を伴う頭痛によい．呉茱萸湯はしゃっくりにも効果があります．

3 こむら返り
68 芍薬甘草湯（シャクヤクカンゾウトウ） 1包（2.5g）／就寝前（2週間分）
〈保険病名〉急激に起こる筋肉の痙攣を伴う疼痛
〈注意すべき生薬（1日量）〉甘草2.0g
〈解説〉こむら返りといえば芍薬甘草湯．用法用量どおりの3包（7.5g）／日を連日服用すると，6.0g／日の甘草を摂取することになります．短期間であれば問題ないと思いますが，副作用が心配です．夜中のこむら返りを予防する目的であれば，眠前1包／日としておくのが無難です．芍薬甘草湯はぎっくり腰のときにも第一選択．

4 こむら返り：一日一包の芍薬甘草湯ではうまく治療できない場合
68 芍薬甘草湯（シャクヤクカンゾウトウ）1包（2.5g）／就寝前（2週間分）＋
23 当帰芍薬散（トウキシャクヤクサン）3包（7.5g）／毎食前（2週間分）
〈保険病名〉『急激に起こる筋肉の痙攣を伴う疼痛』＋『貧血，脚気，動悸』
〈注意すべき生薬（1日量）〉甘草2.0g
〈解説〉一日一包の芍薬甘草湯ではうまく治療できないこむら返りには当帰芍薬散を併用します．この組み合わせであれば，甘草の量を増やすことなく芍薬を増量できます．また，水毒（生体内での水分代謝異常）によってこむら返りが起こりやすくなっている場合もありますので，冷えやむくみのある患者さんには当帰芍薬散の単独投与もOK．

◆ 腎・泌尿器系

1 尿漏れ
7 八味地黄丸（ハチミジオウガン）　1包（2.5g）〜3包（7.5g）/朝食前〜毎食前（2週間分）
〈保険病名〉腰痛，膀胱カタル，前立腺肥大，高血圧，坐骨神経痛　他
〈注意すべき生薬（1日量）〉地黄6.0g
〈解説〉漢方のアンチエイジング薬．尿漏れにも効果があります．地黄の含有量が多いため，胃腸虚弱の人には減量が必要．効果がない場合は，補中益気湯への変更または併用を検討してください．

2 頻尿
111 清心蓮子飲（セイシンレンシイン）　3包（7.5g）/毎食前（2週間分）
〈保険病名〉頻尿，排尿痛，残尿感
〈注意すべき生薬（1日量）〉黄芩3.0g，甘草1.5g
〈解説〉頻尿には八味地黄丸（または牛車腎気丸）もよいのですが，胃腸虚弱で神経質な人には清心蓮子飲のほうがベターです．黄芩含有にて肝機能は要フォローです．

3 蛋白尿
114 柴苓湯（サイレイトウ）　3包（9.0g）/毎食前（2週間分）
〈保険病名〉急性胃腸炎，水瀉性下痢，暑気あたり，むくみ
〈注意すべき生薬（1日量）〉黄芩3.0g，甘草2.0g
〈解説〉尿蛋白減少効果があります[2]．漢方薬としては値段の高い薬（3割負担で1ヵ月約3,993円）です．肝機能，電解質，血圧など要フォロー．

〈note〉

◆ その他の内科系

1 貧血・血小板減少
48 十全大補湯（ジュウゼンタイホトウ）　3包（7.5g）／毎食前（2週間分）
〈保険病名〉寝汗，貧血，食欲不振など
〈注意すべき生薬（1日量）〉甘草1.5g，地黄3.0g
〈解説〉補血作用のある滋養強壮薬．私が血小板減少症に著効した症例を報告していますが[3]，Hbも少し上がります．地黄が入っているので胃腸症状に注意．

2 寝汗，盗汗
98 黄耆建中湯（オウギケンチュウトウ）　6包（18.0g）／毎食前（2週間分）
〈保険病名〉寝汗，虚弱体質など
〈注意すべき生薬（1日量）〉甘草2.0g
〈解説〉寝汗をかく…と患者さんが訴えられたとき，ぜひ試してみてください．早い人なら服用開始後2～3日で寝汗が止まります．

3 脱肛，子宮脱，尿漏れ
41 補中益気湯（ホチュウエッキトウ）　2包（5.0g）～3包（7.5g）／朝夕食前～毎食前（2週間分）
〈保険病名〉脱肛，食欲不振，痔，胃下垂　他
〈注意すべき生薬（1日量）〉甘草1.0g～1.5g（0.5g/包）
〈解説〉補中益気湯は内臓下垂を防ぎます．また，体液（尿）が漏れてしまう…という症状にも効果があります．体の小さい高齢者は2包/日から開始を．

4 冷え症：高齢者
7 八味地黄丸（ハチミジオウガン）　1包（2.5g）～3包（7.5g）／朝食前～毎食前（2週間分）
〈保険病名〉腰痛，膀胱カタル，前立腺肥大，高血圧，坐骨神経痛　他
〈注意すべき生薬（1日量）〉地黄6.0g
〈解説〉地黄の量が多いため，胃腸虚弱の人には減量が必要．

5 冷え症：しもやけあり
38 当帰四逆加呉茱萸生姜湯（トウキシギャクカゴシュユショウキョウトウ）　3包（7.5g）／毎食前（2週間分）
〈保険病名〉しもやけ，頭痛，腰痛，下腹部痛
〈注意すべき生薬（1日量）〉甘草2.0g
〈解説〉冷えの漢方薬といえば，この長い名前の薬．冬にしもやけができる人，冷えると下腹部が痛くなる体質の人にはよく効くといわれています．苦い．

6 冷え症：若い女性

(23) 当帰芍薬散（トウキシャクヤクサン） 3包（7.5g）/毎食前（2週間分）

〈保険病名〉月経不順，月経困難，貧血，動悸 など
〈注意すべき生薬〉なし
〈解説〉若い女性の冷え症，むくみに効果があります．

〈note〉

◆ 外科系

1 術後癒着性イレウスの予防
(100) 大建中湯（ダイケンチュウトウ） 3包（7.5g）〜6包（15g）/毎食前（2週間分）

⇒経過が安定していれば3包でよい

〈保険病名〉腹が冷えて痛み，腹部膨満感のあるもの

〈注意すべき生薬〉なし

〈解説〉腹壁が薄く，腸の蠕動が見えるようなお腹の人，触診で臍を中心にお腹の真ん中が冷たい人の腹痛予防によく効きます．イレウス予防の場合，常用量の6包で経過が安定していれば3包/毎食前または4包/朝夕食前に減量を試みてもOK．

2 リンパ浮腫
(114) 柴苓湯（サイレイトウ） 3包（9.0g）/毎食前（2週間分）

〈保険病名〉急性胃腸炎，水瀉性下痢，暑気あたり，むくみ

〈注意すべき生薬（1日量）〉黄芩3.0g，甘草2.0g

〈解説〉リンパ浮腫を水滞（水の停滞）と考えると利水剤になります．五苓散でもよいのですが，抗炎症作用をもつ小柴胡湯をミックスした柴苓湯のほうがよいと思います．牛車腎気丸がよいという論文もあります[4]．

3 リンパ浮腫：下肢の場合
(20) 防已黄耆湯（ボウイオウギトウ） 3包（7.5g）/毎食前（2週間分）

〈保険病名〉肥満症，多汗症，浮腫など

〈注意すべき生薬（1日量）〉甘草1.5g

〈解説〉変形性膝関節に伴う関節水腫に用いることが多い薬ですが，下肢の腫れという使用目標から考えて下肢のリンパ浮腫にも効果が期待されます．汗かきでブヨブヨしたお腹の持ち主であれば，より効果が期待できます．

〈note〉

知っておくと便利な処方　様々な症状・病態に使える漢方

◆ 整形外科系

① しびれ，坐骨神経痛

(107) **牛車腎気丸**（ゴシャジンキガン）　1包（2.5g）～3包（7.5g）/朝食前～毎食前（2週間分）

〈保険病名〉腰痛，下肢痛，しびれなど
〈注意すべき生薬（1日量）〉地黄5.0g
〈解説〉冷えがあり，触診にて上腹部よりも下腹部が軟弱な人のしびれ，腰痛，神経痛に用いる薬．糖尿病性末梢神経障害にも応用できます．地黄を含有するため，胃腸虚弱の人には減量が必要です．

② 五十肩

(88) **二朮湯**（ニジュツトウ）　3包（7.5g）/毎食前（2週間分）

〈保険病名〉五十肩
〈注意すべき生薬（1日量）〉黄芩2.5g，甘草1.0g
〈解説〉効能・効果がズバリ五十肩．肩が挙がるようになった…と喜ばれる薬です．

③ ぎっくり腰

(68) **芍薬甘草湯**（シャクヤクカンゾウトウ）　2包（5.0g）/頓服⇒以後3包/毎食前（1週間分）

〈保険病名〉急激に起こる筋肉の痙攣を伴う疼痛
〈注意すべき生薬（1日量）〉甘草6.0g
〈解説〉芍薬甘草湯はこむら返りの治療薬として有名ですが，ぎっくり腰などの急性腰痛にも効果があります．取り急ぎ頓服で2包服用し，以後症状が緩和するまで3包/日で服用します．1週間以内の短期間であれば副作用も問題ないでしょう．

④ 変形性膝関節症

(20) **防已黄耆湯**（ボウイオウギトウ）　3包（7.5g）/毎食前（2週間分）

〈保険病名〉関節炎，肥満症，浮腫　他
〈注意すべき生薬（1日量）〉甘草1.5g
〈解説〉「肥満」の項で『汗かきでむくみがちな人の肥満に…』と紹介しましたが（56頁），肥満の結果膝が痛くなっている人には防已黄耆湯を用います．関節に水が溜まる…という場合には，より効果が期待できます．

◆ 皮膚科系

1 老人性瘙痒症，皮膚乾燥によるかゆみ

86 当帰飲子（トウキインシ） 3包（7.5g）/毎食前（2週間分）

〈保険病名〉慢性湿疹（分泌物の少ないもの），かゆみ
〈注意すべき生薬（1日量）〉地黄 4.0g，甘草 1.0g
〈解説〉高齢者が冬に『体が痒い』と訴えたら，この薬です．皮膚が乾燥しているときに効果があります．地黄が入っているので胃腸虚弱の人には控えめの量で処方します．

◆ 婦人科系

1 更年期障害

25 桂枝茯苓丸（ケイシブクリョウガン） 3包（7.5g）/毎食前（2週間分）

〈保険病名〉更年期障害，冷え症など
〈注意すべき生薬〉なし
〈解説〉更年期障害といえば加味逍遙散（かみしょうようさん）もありますが，腸間膜静脈硬化症の原因生薬と考えられている山梔子（さんしし）が入っているため，少し気持ちが引けます（長期服用でなければ問題ないのですが…）．桂枝茯苓丸は瘀血治療の標準薬で，注意が必要な生薬も含有していないので使いやすい薬です．

2 生理痛・月経困難症

23 当帰芍薬散（トウキシャクヤクサン） 3包（7.5g）/毎食前（2週間分：3ヵ月以上服用する）

〈保険病名〉月経不順，月経困難，更年期障害など
〈注意すべき生薬〉なし
〈解説〉若い女性の味方．生理が順調になり，生理痛も軽減します．効果が出るのに時間がかかる場合があるので，最低3ヵ月は服用してもらいます．冷え症でむくみがちな女性にはより効果が期待できます．

〈文献〉
1) 森　壽生：春季アレルギー性鼻炎（花粉症）に対する小青竜湯と苓甘姜味辛夏仁湯の効果—両剤の比較検討．Therapeutic Research 17：371-376，1996
2) 東條静夫ほか：慢性糸球体腎炎ネフローゼ症候群における医療用漢方製剤：柴苓湯（TJ-114）の臨床効果［第1報］多施設オープン試験．腎と透析 31：613-625，1991
3) 北村　順ほか：血小板減少症に対して十全大補湯が有用であったペースメーカー植込み術後の2症例．漢方医学 35：279-283，2011
4) 阿部吉伸：リンパ浮腫に対する牛車腎気丸の効果．漢方医学 25：284-287，2002

Column ⑥　東日本大震災の被災地でも使われた漢方薬—その1

　東北地方に甚大な被害を与えた東日本大震災．被災地から離れた神戸の漢方外来にも，わずかではありますが震災の影響がありました．

　ある漢方薬メーカーの工場が被災したため，一部の漢方エキス製剤が供給困難となってしまったのです．漢方外来の患者さんには，『震災の影響で薬が生産できなくなっています．薬の在庫も減っていきますから，1回の処方を2週間分までにさせてください』とお願いし，一人でも多くの患者さんに漢方薬をお渡しできるよう協力をお願いしました．現在は生産体制が整い，十分な薬品供給が可能となっていますが，漢方薬が医療現場に当たり前に届くことの有難さを感じる出来事でした．

　震災直後の被災地においては，もちろんそんな話では済みません．十分な医療機器も，マンパワーも，診療する場所さえもなく，薬を手に入れることも簡単ではありません．そのような厳しい状況の中で，医療者の皆さんが身を粉にして治療にあたられたことには，本当に頭が下がります．

　被災地における漢方医療について，『東日本大震災における東洋医学による医療活動』という論文[1]の筆頭著者である東北大学病院漢方内科の髙山真先生から貴重なお話を伺うことができました．髙山先生は，留学先であったドイツで震災発生を知り，居ても立ってもいられず緊急帰国されました．帰国直後から被災地での医療活動に従事され，まさに身を粉にして働かれた一人です．

　東北大学病院漢方内科の先生方は，震災直後から東北大学病院内で救急外来トリアージに参加し，3交代制の待機任務につかれました．そして震災発生1週間からは，被害の大きい被災地域への医療支援に加わり，石巻や女川地区の避難所などで医療活動を行われました．

　医師派遣のバスには，人が乗るだけでなく，漢方薬などの物資も積み込みます．少しでも多くの物資を運ぶため，人は段ボール箱の隙間に座ったそうです．しかし，物資の流通が不安定な状況であったため，避難所で不足した漢方薬は仙台市内の漢方薬局で調達するなど，薬の入手にも御苦労があったそうです．

　東北大学病院漢方内科では，通常診療として漢方薬治療・鍼灸・マッサージ治療を行っていましたから，被災地においても，漢方治療のみならず症状に応じて鍼（はり）治療やマッサージを行ったそうです．鍼治療は，消毒と鍼さえあれば他に道具は要りません．マッサージに至っては，マッサージをする人さえいれば何の道具も必要ないのです．物流の途絶えた被災地ではこの上ない治療法です．そして何よりも，実際に鍼治療やマッサージを受けた方々から，大変喜ばれたそうです．被災地で不安な日々を過ごす人たちにとって，それらの治療がどれだけ救いになったか，想像に難くありません．

　今回の震災のようにライフラインが遮断された状況では，西洋医学による診断・治療が困難なことも多々あったと思いますが，そのような災害時にこそ漢方治療を含む東洋医学が力を発揮するということを東北大学病院漢方内科の先生方が教えて下さったと感じます．

（Column ⑦ 85頁に続く）

〈文献〉
1）髙山　真ほか：東日本大震災における東洋医学による医療活動．日本東洋医学雑誌 62：621-626，2011

漢方薬の副作用について

ズバリ要点

- 漢方薬の副作用で比較的多いのは，消化器症状（胃もたれ，下痢など）と皮膚症状（発疹，瘙痒，じんま疹）．
- エキス製剤には乳糖が含まれる⇒乳糖不耐症による下痢
- 間質性肺炎：発症頻度⇒ 0.004％
- 肝機能障害：発症頻度⇒全薬剤性肝障害の 0.01〜0.05％
　　　　　　　　　　　服用後 1〜2 週間での発症が多い
- 地黄を含む漢方薬：代表的処方＝八味地黄丸，十全大補湯
　　⇒食欲不振，胃もたれ，下痢などの胃腸障害
- 甘草を含む漢方薬：代表的処方＝芍薬甘草湯
　　⇒偽アルドステロン症（「甘草による偽アルドステロン症」参照）
　　血圧上昇，下腿浮腫，低カリウム血症をみたら⇒『漢方薬飲んでいませんか？』
- 麻黄を含む漢方薬：代表的処方＝小青竜湯，葛根湯，麻黄湯，麻黄附子細辛湯
　　⇒主成分エフェドリンによる血圧上昇，頻脈，心筋虚血悪化，胃腸障害
- 黄芩を含む漢方薬：代表的処方＝小柴胡湯，柴苓湯，黄連解毒湯
　　⇒ときに重篤な肝機能障害あり
- 大黄を含む漢方薬：代表的処方＝大黄甘草湯，防風通聖散，桃核承気湯
　　⇒下痢
- 山梔子を含む漢方薬：代表的処方＝黄連解毒湯，加味逍遙散
　　⇒特発性腸間膜静脈硬化症

解　　説

漢方にも副作用はある

『普通の薬は怖いけど，漢方薬だったら安心だと思って…』
『漢方薬には副作用ないんですよね…』
そういって，漢方外来に来られる患者さんは少なくありません．
しかし，実際には副作用のため漢方薬の服用が継続できない方がおられますし，それほど多くない含有量の甘草（かんぞう）でもむくみや低カリウム血症などの副作用が出る患者さんがいることも事実です（「甘草による偽アルドステロン症」86 頁参照）．
したがって，副作用の出現に注意を払いながら診療を行うことに関しては，循環器内科診療を行っているのと何ら変わりありません．むしろ，『漢方薬は安全…』という患者さんの期待が大きい分，漢方診療をしているときのほうが副作用に気をつけて

表1　麻黄を含む処方

葛根湯，葛根湯加川芎辛夷，小青竜湯，麻黄湯，越婢加朮湯，薏苡仁湯，麻杏甘石湯，防風通聖散，五virus散，麻杏薏甘湯，神秘湯，五虎湯，麻黄附子細辛湯

〈副作用〉
血圧上昇，頻脈，心筋虚血悪化，胃腸障害など

表2　地黄を含む処方

八味地黄丸，消風散，七物降下湯，十全大補湯，荊芥連翹湯，潤腸湯，疎経活血湯，五淋散，温清飲，炙甘草湯，四物湯，竜胆瀉肝湯，芎帰膠艾湯，柴胡清肝湯，当帰飲子，六味丸，滋陰降火湯，大防風湯，牛車腎気丸，人参養栄湯，猪苓湯合四物湯，三物黄芩湯

〈副作用〉
食欲不振，胃もたれ，下痢など

いるくらいかもしれません．

消化器症状

　実際の漢方診療において比較的多い副作用は，消化器症状（胃もたれ，下痢など）と皮膚症状（発疹，瘙痒，じんま疹など）です．
　とくに構成生薬に麻黄（まおう），地黄（じおう）を含む漢方処方（表1，2）では，消化器症状の発生率が増加します．
　小青竜湯（しょうせいりゅうとう）は，鼻アレルギーや花粉症治療において明らかな有効性が示されている薬です[1]．抗アレルギー薬との併用でさらに効果が高まりますから，小青竜湯によって抗アレルギー薬を減量することができます．その結果，副作用である『眠気』を抑制することもできるので，眠気で困っている人にはとても喜ばれます．
　しかし，問題があります．小青竜湯には麻黄が含まれているため，胃腸の弱い人が長期間服用することは困難なのです．通年型の鼻アレルギーの患者さんはもちろん，花粉症の方の場合でも1〜3ヵ月は服用することになります．それだけの期間服用を継続することは，胃腸に対して負担となってしまいます．
　ちなみに胃腸虚弱である私の場合，小青竜湯服用3日目あたりから食欲がなくなり，そのうち食べることができなくなります．小青竜湯はとてもよく効く薬なので，飲めないのは残念なのですが，仕方がありません．その場合，麻黄を含まない苓甘姜味辛夏仁湯（りょうかんきょうみしんげにんとう）という薬で代用します．代用といっても，小青竜湯との比較試験で効果に差はなかったという報告もありますから，胃腸の弱い方にはこちらをお勧めしています[2]．

地黄による消化器症状

　地黄を含む薬で処方する機会が多い薬といえば，八味地黄丸（はちみじおうがん），十全大補湯（じゅうぜんたいほとう）といったところでしょうか．
　八味地黄丸は，『漢方薬のアンチエイジング薬』というイメージの薬です．年齢に

伴って出現する冷え，腰痛，頻尿，坐骨神経痛，血圧上昇などに効果があるとされています．

米国の循環器内科医は40歳になったらアスピリンを飲み始める…という話を聞いたことがありますが，昔の漢方医の中には，40歳になったら八味丸(八味地黄丸のこと)を飲み始めなさい…と説いた人もいたようです．

私も45歳になり，腰から脚に冷えを感じるようになりました．いまや春・秋のステテコと冬のパッチは必須アイテムです(家族には機能系下着だと言いはっておりますが…)．腰も痛いし，坐骨神経痛も少々…．そろそろ八味地黄丸を飲みたいのですが，地黄が入っているため飲めません．飲み続けるうちに胃もたれを感じてくるのです．…残念です．

十全大補湯は，補中益気湯(ほちゅうえっきとう)と並ぶ滋養強壮薬です．補中益気湯には補気(元気を補う)作用がありますが，十全大補湯は補気作用に加えて補血(血を補う)作用をもっています[3]．病後や術後の体力回復，疲労倦怠に効果があるばかりでなく，結腸癌の転移抑制作用やメチシリン耐性黄色ブドウ球菌(MRSA)感染予防効果なども報告されている素晴らしい薬なのですが[4]，地黄が含まれているため，胃腸虚弱の方に処方すると食欲が低下してしまいます．さらに衰弱してしまう可能性がありますから注意が必要です．

エキス製剤による乳糖不耐症

漢方エキス製剤の多くは，エキス顆粒の表面を乳糖でコーティングしています．したがって，漢方エキス製剤服用開始後に腹部膨満感や下痢をきたした場合，乳糖不耐症を考えなくてはなりません．頻度としてはそれほど多くない(1％未満)という報告がありますが[5]，もともと乳糖不耐症がわかっている人や牛乳を飲むとお腹がゴロゴロする人に処方する場合は，下痢をする可能性を念頭に置いたうえで処方を試みる必要があります．

乳糖不耐症だが漢方薬を飲みたい…という場合は，煎じ薬を使うか，乳糖分解酵素剤の併用を検討しますが，そこまで漢方薬に固執する必要があるケースは少ないかもしれません．

皮膚症状

皮膚症状については，アレルギー症状として発疹，瘙痒，じんま疹などが出現する場合があります．桂皮(けいひ)，人参，地黄などで起こりやすいといわれていますが[6]，基本的にはあらゆる生薬で起こる可能性があると考えておいたほうがよいでしょう．乳糖不耐症症例における乳糖分解酵素剤併用と同様，抗アレルギー薬を併用してまで漢方薬を服用しなくてはならないケースはそれほど多くないのではないかと思います．

表3 薬剤性間質性肺炎の報告がある漢方薬

小柴胡湯，乙字湯，大柴胡湯，柴胡桂枝湯，柴胡桂枝乾姜湯，柴胡加竜骨牡蛎湯，半夏瀉心湯，黄連解毒湯，小青竜湯，防已黄耆湯，麦門冬湯，補中益気湯，荊芥連翹湯，潤腸湯，抑肝散，五淋散，温清飲，防風通聖散，芍薬甘草湯，二朮湯，清肺湯，柴朴湯，大建中湯，辛夷清肺湯，牛車腎気丸，清心蓮子飲，三黄瀉心湯，柴苓湯，三物黄芩湯，竜胆瀉肝湯

表4 黄芩を含有する漢方薬

小柴胡湯，乙字湯，大柴胡湯，柴胡桂枝湯，柴胡桂枝乾姜湯，柴胡加竜骨牡蛎湯，半夏瀉心湯，黄連解毒湯，荊芥連翹湯，潤腸湯，五淋散，温清飲，清上防風湯，防風通聖散，女神散，柴陥湯，竜胆瀉肝湯，柴胡清肝湯，二朮湯，清肺湯，柴朴湯，辛夷清肺湯，小柴胡湯加桔梗石膏，清心蓮子飲，三黄瀉心湯，柴苓湯，三物黄芩湯，黄芩湯，大柴胡湯去大黄

〈副作用〉
ときに重篤な肝障害

漢方薬による間質性肺炎

　漢方薬による間質性肺炎は，小柴胡湯(しょうさいことう)を投与された慢性肝炎・肝硬変の患者さんに発症したことで有名になりました．発症すれば生命に関わる可能性のある副作用ですから，発症頻度0.004％[6]とはいえ，常に念頭に置いておくことは必要です．

　漢方薬による薬剤性間質性肺炎の副作用は，2013(平成25)年1月現在30処方において報告されています(表3)．

黄芩と肝障害

　漢方薬による薬剤性肝機能障害の発症頻度は，全薬剤性肝障害の0.01〜0.05％[6]といわれています．服用後1〜2週間での発症が多く，ALT高値，ビリルビン値上昇を認める場合が多いとされていますが，黄芩(おうごん)という生薬を含有する薬(表4)ではまれに重篤な肝機能障害に至ることがあるため，注意が必要です[7]．

甘草の副作用

　甘草を含有する漢方薬の副作用については，「甘草による偽アルドステロン症」(86頁)で詳しく解説しますが，偽アルドステロン症の発症は意外に多いので，『漢方薬の副作用といえば…偽アルドステロン症』と反射的に思い浮かぶようにしておいたほうがよいと思います．

　甘草は漢方エキス製剤の約7割に含まれていますが，甘草を含有する代表的処方といえば芍薬甘草湯(しゃくやくかんぞうとう)でしょう．1日量6.0gの甘草が入っていますが，これは多くの処方の倍に近い量といえます．芍薬甘草湯はこむら返りの治療薬として知られていますが，1日3包という量を長期間服用すると偽アルドステロン症の発症リスクが高くなります．継続的に処方する必要がある場合には，『眠前に1包服用』としておくのが無難です(70頁参照)．

麻黄の循環器系への影響

　消化器症状を起こしやすい生薬として麻黄を紹介しましたが，麻黄含有薬の副作用はほかにもあります．循環器診療においては，甘草と同じくらい注意を要する生薬といえるかもしれません．

　麻黄の主成分はエフェドリンです．エフェドリンには，交感神経興奮，中枢興奮作用がありますので，動悸，頻脈，血圧上昇，排尿障害，発汗過多，不眠といった副作用が起こる可能性があります．したがって，虚血性心疾患，重症高血圧，不整脈，高度腎障害，甲状腺機能亢進症などの患者に投与する場合には，症状が増悪する可能性があるため注意が必要です．

症例 麻黄を含む処方により血圧上昇をきたした一例（94歳女性）

主　　訴：血圧上昇，食欲低下，嘔気
現 病 歴：以前より僧帽弁閉鎖不全，総胆管結石症，低血圧などで内科通院中であった．X年8月，『3日ほど前より血圧が170mmHgに上昇し，食欲も低下している』とのことで入所中の施設より来院．
身体所見：血圧174/86mmHg，脈拍90/分（整），体温36.5℃，SpO$_2$ 96%，心尖部領域に収縮期雑音あり，肺雑音なし，下腿浮腫軽度
経　　過：施設の職員に詳しく話を聞いたところ，『風邪を引いたときに服用（3日間で終了）』という指示であらかじめ処方していた『(127)麻黄附子細辛湯3包/毎食前』を，誤って1週間分連続で服用させていたということが判明．麻黄による副作用と判断し，麻黄附子細辛湯の中止と補液を行ったところ，徐々に食欲が回復し，血圧も1週間後の時点で134/83mmHgとなった．

　この患者さんは，低血圧のため受動座位での食事中に意識がなくなったこともある方です．通常診察時の収縮期血圧も90mmHg前後であることが多く，理由もなく血圧が170mmHg以上になることは考えにくい状況でした．

　風邪の引き初めに麻黄附子細辛湯（まおうぶしさいしんとう）を服用すると風邪が悪化しなくてよい…ということで，あらかじめ1週間分の麻黄附子細辛湯を処方しておいたのですが，ショートステイで入所した施設の職員さんに服用方法の申し送りがされておらず，1週間連続で服用してしまったのでした．

　麻黄附子細辛湯は，虚弱な高齢者の方にも使いやすい風邪薬ではありますが，あくまでも短期間（3日まで）服用する薬であり，長々と服用するものではありません．今回は1週間連続で服用されたため，血圧上昇・食欲低下という典型的な麻黄の副作用が出てしまいました．

　また，麻黄を含有する漢方薬には併用注意薬（表5）がありますので，確認してください．

漢方薬の副作用について

表5 麻黄を含む処方の併用注意薬
① 麻黄含有製剤
② エフェドリン類含有製剤
③ モノアミン酸化酵素阻害剤
④ 甲状腺製剤
⑤ カテコラミン製剤
⑥ キサンチン系製剤

表6 大黄を含有する漢方薬
乙字湯，大柴胡湯，大黄牡丹皮湯，潤腸湯，治頭瘡一方，桃核承気湯，防風通聖散，調胃承気湯，大黄甘草湯，治打撲一方，通導散，三黄瀉心湯，麻子仁丸，大承気湯，桂枝加芍薬大黄湯，茵蔯蒿湯
〈副作用〉
下痢

大黄は下剤そのもの

　大黄（だいおう）は，瀉下作用を有する漢方生薬です．主成分がセンノシドですから，便秘薬として普段使っている下剤と同じものといってもよいでしょう．

　大黄甘草湯（だいおうかんぞうとう）

表7 山梔子を含有する漢方薬
黄連解毒湯，加味逍遙散，荊芥連翹湯，五淋散，温清飲，清上防風湯，防風通聖散，竜胆瀉肝湯，柴胡清肝湯，清肺湯，辛夷清肺湯，茵蔯蒿湯，加味帰脾湯，梔子柏皮湯
〈副作用〉
特発性腸間膜静脈硬化症

が有名ですが，漢方薬の名前の中に大黄という名称が出てこない処方にも含まれていることがあります．たとえば，「肥満」の項（56頁）で取り上げた防風通聖散（ぼうふうつうしょうさん）にも入っていますから，便秘のない患者さんに処方すると『漢方薬を飲み始めてから下痢します…』ということになってしまいます．センノシドが入っているのですから当たり前のことなのですが…．

　漢方医学の治療法の一つに，意図的に下痢をさせて（排便を促して）「邪」を体外に出すというものがあります．大黄はその中の主役といえる生薬ですから，様々な処方の中に含まれているのです（表6）．気をつけましょう．

　また，大黄の長期連用によって大腸メラノーシスを生じ，かえって便秘が悪化する場合もあります[6]．

特発性腸間膜静脈硬化症と漢方薬

　山梔子（さんしし）は，最近「特発性腸間膜静脈硬化症」の原因の一つではないかと考えられている生薬です．

　特発性腸間膜静脈硬化症は，日本で初めて報告され，その疾患概念が確立された腸疾患です[8]．腸間膜静脈硬化に起因した還流障害による慢性虚血性大腸病変と考えられていますが，山梔子を含有する漢方薬（表7）の長期服用がこの疾患の原因の一つではないかと考えられています[9]．

　漢方薬が原因と考えられる症例の報告によると，数年から数十年にわたる長期服用例で発症していますから，山梔子を含有する漢方薬を漫然と長期間処方することは望ましくありません[10]．漢方薬長期服用中に原因不明の腹痛（とくに右側），下痢，便

秘，腹部膨満感が出現した場合は，便潜血検査，腹部単純X線・CT検査，大腸内視鏡検査などが必要となります．典型例では，罹患部位となりやすい右半結腸（とくに盲腸・上行結腸）・腸間膜に一致した石灰化像が確認されます．

山梔子は，比較的長期間服用することの多い漢方薬に含まれているため，漢方医としては頭の痛いところです．

補足：附子（ぶし）は，トリカブトを基原とする生薬です．附子に含まれるアコニチン類の毒性成分には，動悸，のぼせ，口唇・舌のしびれなどの中毒症状を引き起こす可能性があります．しかし，現在のエキス製剤に含まれる附子は加圧加熱処理が施されており，毒性成分の残存量も定量されているため，常用量のエキス製剤を用いる限り中毒の危険性は低いと思われます．したがって，本書の内容に準じて漢方処方される際に，附子の副作用が問題となる可能性も低いと考え，副作用に注意を要する生薬としては取り上げませんでした．

〈文献〉
1) 馬場駿吉ほか：小青竜湯の通年性鼻アレルギーに対する効果—二重盲検比較試験．耳鼻咽喉科臨床 83：389-405，1995
2) 森　壽生：春季アレルギー性鼻炎（花粉症）に対する小青竜湯と苓甘姜味辛夏仁湯の効果—両剤の比較検討．Therapeutic Research 17：371-376，1996
3) 北村　順ほか：血小板減少症に対して十全大補湯が有用であったペースメーカー植込み術後の2症例．漢方医学 35：279-283，2011
4) Saiki I et al：A Kampo medicine "Juzen-taiho-to"—Prevention of malignant progression and metastasis of tumor cells and the mechanism of action. Biol Pharm Bull 23：677-688，2000
5) 萬谷直樹ほか：乳糖コーティング漢方エキス製剤による乳糖不耐症の頻度について．日本東洋医学雑誌 61：185-188，2010
6) 日本東洋医学会学術教育委員会：専門医のための漢方医学テキスト—漢方専門医研修カリキュラム準拠，南江堂，東京，2009
7) 矢船明史ほか：Scutellaria 属の生薬による肝障害ならびに同属のオウゴン含有漢方処方による肝機能障害について．Jpn J Clin Pharmacol Ther 27：635-645，1996
8) Iwashita A et al：Mesenteric phlebosclerosis—A new disease entity causing ischemic colitis. Dis Colon Rectum 46：209-220，2003
9) 岩下明徳：特発性腸間膜静脈硬化症（idiopathic mesenteric phlebosclerosis）．胃と腸 44：135-136，2009
10) 吉井新二ほか：漢方薬の長期服用歴を認めた腸間膜静脈硬化症の4例．日本大腸肛門病会誌 63：389-395，2010

Column ⑦　東日本大震災の被災地でも使われた漢方薬―その2

　髙山先生をはじめとする東北大学病院漢方内科の先生方は，今回の被災地での経験を今後に活かすため，震災発生からの時期によって避難者の訴えがどう変化したか，そしてその症状に対応するためにどのような漢方薬を使用したかということなどを論文にまとめられました[1]．

　震災後2週間までの患者さんの訴えは，感冒・咽頭痛34％，咳嗽18％，胃腸炎16％，鼻炎14％，低体温13％，目の瘙痒感3％，頭痛2％という割合でした．治療薬としては，感冒や鼻炎症状に用いることの多い (138)桔梗湯(ききょうとう), (1)葛根湯(かっこんとう), (19)小青竜湯(しょうせいりゅうとう), (127)麻黄附子細辛湯(まおうぶしさいしんとう)などが多く処方されたようです．また，避難所では暖房も十分でなかったため，低体温の方を外から温めることが困難でした．そんなときには，(38)当帰四逆加呉茱萸生姜湯(とうきしぎゃくかごしゅゆしょうきょうとう)や(32)人参湯(にんじんとう)といった身体を中から温める処方が有用だったそうです．

　震災後2～6週間の時期になると，鼻炎23％，咳嗽23％，感冒・咽頭痛15％，目の瘙痒感11％…と，アレルギー症状がメインとなりました．論文では，徐々に気温が上がり，津波で運ばれたヘドロや土砂が乾燥して舞い上がったことや花粉症の時期が重なったことがその原因であろうと考察されています．抗アレルギー薬を服用すると眠気や注意力散漫といった副作用が出現し，がれき撤去その他の作業効率が落ちてしまいます．そこで，鼻症状に対しては(19)小青竜湯，咳嗽には(29)麦門冬湯(ばくもんどうとう)などの『眠くならない漢方薬』が喜ばれたそうです．

　そして，震災後6～10週になると，患者さんの訴えが，苛立ち・不安感・不眠・倦怠感45％，便秘16％…に変わっていきました．避難生活も長くなり，疲れやストレスによって，精神的な症状を訴える患者さんが増えたのです．抗不安薬や睡眠導入薬は効果があるのですが，震度5前後の余震が続いていた状況で，非常時すぐに起きることができないような薬はかえって患者さんの不安につながったそうです．そこで，(137)加味帰脾湯(かみきひとう), (54)抑肝散(よくかんさん), (103)酸棗仁湯(さんそうにんとう)といった精神安定を促す漢方薬が使われました．便秘の原因は，食物繊維の摂取不足もあったと思いますが，お腹が冷えたことが影響していたと考えられたため，(100)大建中湯(だいけんちゅうとう)のようなお腹を温めて排便を促す薬が用いられました．

　このように，避難者の体調不良とその治療に用いた漢方薬を経時的に整理した論文は，地震の多い日本にとって，とても貴重です．先人の経験から学ぶという東洋医学のあり方から考えても，この論文は今後の災害医療における漢方薬の役割と可能性を示す貴重な資料といえるでしょう．

〈文献〉
1) 髙山　真ほか：東日本大震災における東洋医学による医療活動．日本東洋医学雑誌 62：621-626, 2011

甘草による偽アルドステロン症

ズバリ要点

- 甘草は漢方エキス製剤の約7割に含まれている．
- 甘草による偽アルドステロン症の症状
  ⇒浮腫，血圧上昇，低カリウム血症による全身倦怠感，脱力感など
- 甘草の含有量が少ない処方でも油断しないこと．
- 低カリウム血症の発現は，甘草の摂取過多・長期服用，ループ系利尿薬・サイアザイド系利尿薬またはインスリン併用，高齢者，女性で多くなる．
- 強力ネオミノファーゲンシー®定期静注患者の漢方処方にも注意が必要
  ⇒甘草の摂取過多

解説

　漢方薬において甘草（かんぞう）は，性質の異なる生薬を調和させたり，生薬の偏性や毒性を軽減したり，薬力を緩やかにするなどの役割を果たしています[1]．そのため，漢方エキス製剤の約7割に含まれており，比較的多く含む処方（表参照）を投与する際には注意が必要です．

偽アルドステロン症の発症機序

　甘草の主要成分であるグリチルリチン酸は，体内で糖鎖部分が外れグリチルレチン酸に変化します．グリチルレチン酸は，コルチゾールをコルチゾンに変換する酵素である 11β-水酸化ステロイド脱水素酵素（11β-HSD2）に対して強い阻害活性をもっているため，多量に摂取するとコルチゾールが増加してしまいます．その結果，コルチゾールの鉱質（ミネラル）コルチコイド作用により，低カリウム血症や体液貯留が生じます．これが漢方で最も有名な副作用である偽アルドステロン症の機序（図参照）です．

　ただし，甘草による偽アルドステロン症の発症機序として，11β-HSD2の遺伝子変異を認めた症例の報告もあり[2]，甘草の量に依存せず少量でも発症するケースもありますので，注意が必要です．私の経験でも，1日量として1.5gの甘草しか含まない処方にもかかわらず血圧上昇・浮腫・低カリウム血症を発症された高齢女性がおられます．

表 甘草を比較的多く含む処方（1日量2.5g以上含有）
黄芩湯，黄連湯，乙字湯，甘草湯，甘麦大棗湯，桔梗湯，芎帰膠艾湯，桂枝人参湯，五淋散，炙甘草湯，芍薬甘草湯，芍薬甘草附子湯，小青竜湯，人参湯，排膿散及湯，半夏瀉心湯，附子理中湯

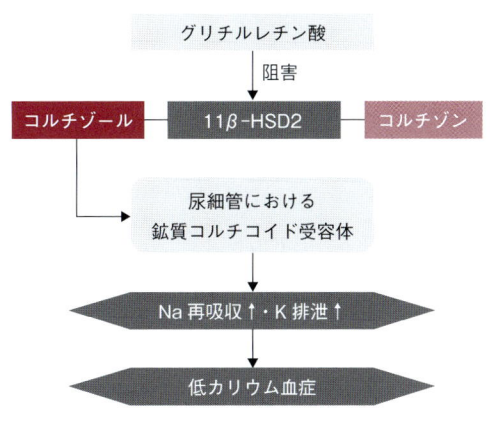

図　低カリウム血症の発症機序

症例1　通常用量の補中益気湯で浮腫・血圧上昇を認めた一例（85歳女性）

主　　訴：血圧上昇，浮腫
現 病 歴：X年6月5日，以前より虚弱体質で無理がきかず，すぐに風邪を引くということで漢方による体質改善を希望され受診．㊶補中益気湯3包（7.5g）/毎食前を処方した．7月3日の再診時，『疲れにくくなり，周りからも元気になったと言われる』とのことで処方継続．7月24日，『1週間前から血圧が上昇し，160〜170mmHgある．脚のむくみも出てきた』とのことで再診された．
身体所見：血圧173/83mmHg，脈拍68/分（整），下腿浮腫あり
血液検査所見：血清カリウム値3.2mEq/L
考　　察：補中益気湯の含有甘草量（1.5g）はそれほど多くない．また，血清カリウム値もそれほど低値にはなっていないが，服用開始後に血圧上昇，浮腫傾向を認めており，偽アルドステロン症を疑った．低カリウム血症は軽度であり，補中益気湯を1包/日に減量し，経過をみることとした（ご本人が内服継続を希望されたため中止せず）．
経　　過：2週間後：浮腫は消失．自宅血圧も130mmHgに落ち着き，体調もよい．ふだんは1日1包，旅行などで無理をするときには1日2包服用を現在も継続されている．

　このようなケースもありますから，漢方薬を処方される際には甘草の含有量が少ないからといって安心せず，浮腫・血圧上昇・低カリウム血症に伴う脱力感・全身倦怠感などにはいつも気をつけておいたほうがよいでしょう．
　私の外来では，漢方薬を処方するすべての患者さんに『漢方にも副作用がある』ということを説明しています．そのうえで，安全に服用していただくために血液検査が必要であると話します．具体的には，CBC，AST，ALT，LDH，CK，BUN，クレアチニン，Na，K，Clを定期的にチェックしています．また，毎回の診察時に血圧測定と下腿浮腫のチェックも行い，副作用の徴候がないかどうか確認します．

ちなみに，わが国における統計によると，偽アルドステロン症の発症は，男：女＝1：2の割合で女性に多く，低身長，低体重など体表面積が小さい人や高齢者に生じやすいとされています[3]．

また，サイアザイド系利尿薬やループ系利尿薬が投与されている場合や，糖尿病に対してインスリンが投与されている場合には，低カリウム血症が生じやすくなり，結果的に重篤化する可能性があります．

利尿薬処方の落とし穴

利尿薬と漢方薬が一施設で処方されている場合もありますが，利尿薬は内科医院，漢方薬は整形外科医院というふうに，別々の施設から処方されていることも多いので，注意が必要です．

お薬手帳をもらっていても，それぞれのドクターに他院にも通院していることを隠したい…という心理が働いている場合もありますね．

症例2 漢方薬と利尿薬の併用により著明な低カリウム血症となった一例（77歳女性）

主　　訴：全身倦怠感，四肢脱力，食欲低下
現 病 歴：X年3月末より，体の動きが悪くなり，両下肢がしびれたようで力が入らなくなった．食欲もなくなり，食べることができなくなったため，4月18日入院加療希望で受診．
内 服 薬：整形外科A医院処方：(68) 芍薬甘草湯1包/日，(53) 疎経活血湯1包/日
　　　　　内科B医院処方：ニフェジピンCR 20mg，エカードHD®1錠，フロセミド80mg
身体所見：血圧108/70mmHg，脈拍65/分（整），下腿浮腫あり
血液検査所見：血清カリウム値2.1mEq/L，レニン活性（PRA）0.2ng/mL/時，アルドステロン10.0pg/mL以下，動脈血液ガス：pH 7.57，$PaCO_2$ 32mmHg，PaO_2 90mmHg，HCO_3^- 28.9mmol/L，BE 6.3mmol/L
心 電 図：洞調律，60bpm，II，III，aVF，V_{1-6}に陰性T波を認め，QTc 502msと延長あり
考　　察：A医院処方の漢方薬内含有甘草量は芍薬甘草湯1包2.0g，疎経活血湯1包0.33gであり，合計すると2.33gとやや多めとなっていた．一方，B医院からはフロセミド80mgとエカードHD®（ヒドロクロロチアジド6.25mg含有）が処方されており，重篤な低カリウム血症を伴う偽アルドステロン症を起こしうる処方であると考えられた．血液検査データでは，著明な低カリウム血症，代謝性アルカローシス，アルドステロン低値，レニン活性低値を認めており，偽アルドステロン症に典型的なデータであった．血圧上昇は認めなかったが，降圧薬服用中であったことからマスクされていた可能性を考えた．
経　　過：漢方薬，利尿薬を中止（エカードHD®はカンデサルタン8mgに変更）し，カリウムの補正を行った．治療開始から10日後の採血で血清カリウム値3.6mEq/Lとなり，自覚症状も改善した．

低カリウム血症に対してはカリウム製剤を投与しますが，尿中へのカリウム排泄量

が増えるだけであまり効果がないといわれており，原因と考えられる薬剤の服用中止が第一です[4]．

　もう一つ起こりうるパターンとして，①何らかの理由で甘草を含有する漢方薬を服用⇒偽アルドステロン症によって浮腫が出現⇒浮腫を軽減させるために利尿薬投与⇒低カリウム血症重篤化…，あるいは，②何らかの理由で甘草を含有する漢方薬を服用⇒偽アルドステロン症によって血圧が上昇⇒血圧を下げるために降圧利尿薬投与⇒低カリウム血症重篤化…という流れがあります．

　皆さんの中には，パターン①のように浮腫を見ただけで反射的に利尿薬を処方される方はおられないと思いますが，パターン②に関わってしまう可能性はあるのではないでしょうか．

　もともと高血圧でCa拮抗薬とARBを処方していた患者さんが，他院でこむら返りに対して芍薬甘草湯（しゃくやくかんぞうとう）を処方され，その結果血圧がふだんより上がっている．そのような状況で芍薬甘草湯を服用していることを患者さんが黙っていたら，サイアザイド系利尿薬を処方してしまうかも…．

　これは喩え話ではなく，実際にそういったケースがあります．正当な理由で利尿薬を処方する場合であっても，ぜひ漢方薬服用の有無を確認していただきたいと思います．

　さらに，慢性肝炎などでグリチルリチン製剤（強力ネオミノファーゲンシー®など）を定期的に静注している方も要注意です．強力ネオミノファーゲンシー®はまさにグリチルリチンそのものですから，定期的に静注しながら漢方薬を服用した結果，偽アルドステロン症の発症リスクは高まります．ご注意を！

〈文献〉

1) 神戸中医学研究会編著：中医臨床のための中薬学，東洋学術出版社，市川，2011
2) Indra Sari Kusuma et al：Herbal Medicine Containing Licorice May Be Contraindicated for a Patient with an *HSD11B2* Mutation. Evid Based Complement Alternat Med 1–5, 2011
3) 入江正洋ほか：神経症性うつ病に併発したグリチルリチン少量投与による偽アルドステロン症の1例．内科 69：795–799, 1992
4) 河邉博史ほか：アルドステロン症，偽アルドステロン症．循環器学 16：224–227, 1996

あ と が き

　漢方薬は元来，個々の体質や病期などを総合的に判断して処方するという原則のもとに成り立っています．西洋医学的には同じ病名の患者でも処方される薬が異なるということが往々にしてあり，またその逆に，全く異なる病名の患者に処方された薬は同じだったということもあるのです．そこが面白さでもあり，難しさでもあります．

　今回引用した参考文献以外にも，東洋医学的な判断（＝証）に基いて処方した漢方薬が著効した…という症例報告は紹介しきれないほどたくさんあり，症例ごとに適切な判断をすることができれば，実はさらに高い効果が示される可能性もあるのです．

　しかし，そこまでたどりつくには東洋医学の知識と経験が必要になってしまいますから，なかなか大変です．まずは，今回ご紹介した処方から試してみて下さい．きっと嬉しい効果を体験されると思います．

　『病名漢方』という言葉がありますが，病名・症状に対して，西洋医学的に漢方薬を使うことを意味します．例えば，『こむら返りに芍薬甘草湯』，『FDに六君子湯』，『術後イレウス予防に大建中湯』などがそれにあたります．今回ご紹介した漢方薬は，私が日常的に処方しているものばかりです．あまり難しく考えず，『病名漢方』的に使って頂いても問題ないと思います．

　今後いっそう，西洋医学的に漢方薬が使われていくことによって，これまで漢方医だけでは見出すことができなかった新しい使い道や有効性を示すことができるかもしれません．漢方は，古い医学のようにみえますが，循環器診療において最新の治療法にもなりうる…そんな可能性を秘めていると私は思っています．

　私の漢方診療は，漢方指導医である父・北村健二郎の教えが基本となっています．75歳を超えてなお現役で診療にあたっていますが，今でも暇さえあれば医学書に向かっています．私も日々精進を重ね，伝統的な考え方は大切にしつつ，時代にマッチした『現代漢方』というものを意識した診療を行っていきたいと思います．

　最後に，本書執筆のきっかけを与えて下さいました恩師・田邊一明教授，様々な情報・資料を提供して下さった株式会社ツムラの岡村行典さん，そして編集にご尽力下さった文光堂の中村珠理さんに心より御礼申し上げます．

北村　順

索　引

欧文

β遮断薬　15, 21
BPSD　63
Ca拮抗薬　15, 20
CCU症候群　61, 62
CKD　15, 21
dizziness　31, 32
fainting　31
FD　69
MRSA感染予防　66
upstream治療　35
vertigo　31
VSA　53

あ行

アクアポリン　41
汗かき　56, 59, 74
アレルギー性鼻炎　67, 68
アンチエイジング　71, 79
胃腸機能低下　27
一貫堂医学　57
胃内停水(いないていすい)　39
胃もたれ　79
苛立ち　85
咽中炙臠(いんちゅうしゃれん)　53
茵蔯蒿(いんちんこう)　43
咽頭痛　67, 85
エキス製剤　8
黄芩(おうごん)　21, 53, 58, 81
黄疸　43
嘔吐　42
瘀血(おけつ)　39, 51, 65

か行

咳嗽　85
拡張型心筋症　21, 45
風邪　6, 44, 46, 47, 66, 67
肩こり　12, 16, 17, 67
過敏性腸症候群　69
花粉症　67, 68, 79
空咳　68
肝機能障害　81
丸剤(がんざい)　8
間質性肺炎　38, 81
乾性咳嗽　68
甘草(かんぞう)　58, 86
癌転移の予防　66
感冒　85
顔面紅潮　17, 20
冠攣縮性狭心症　20, 50, 53
気(き)　65
偽アルドステロン症　37, 86
気鬱(きうつ)　65
期外収縮　34, 37
気管支喘息　68
気逆(きぎゃく)　65
気虚(ききょ)　26, 65
起坐呼吸　45
ぎっくり腰　75
機能性ディスペプシア　69

胸脇苦満（きょうきょうくまん）　39
胸水　42
胸痛　51, 55
胸膜炎　42
虚血性心筋症　46
虚弱体質　72
起立性低血圧　25, 27, 28
駆瘀血剤（くおけつざい）　61
くしゃみ　66
グリチルリチン　86
グレリン　69
血（けつ）　65
血圧上昇　80, 82, 86
血虚（けっきょ）　65
月経困難症　11, 76
血腫　61
血小板減少　72
結膜炎　67
下痢　26, 42, 69, 79, 80
倦怠感　21
交感神経の過緊張　35
高血圧　14
高血圧の随伴症状　16
口腔内乾燥　68
更年期障害　76
抗不整脈作用　49
興奮　17
五十肩　75
固摂（こせつ）作用　26
こむら返り　11, 70, 75, 89

さ行

柴胡剤（さいこざい）　39
坐骨神経痛　75, 80
散剤　8
山梔子（さんしし）　58, 83
シェーグレン症候群　68
地黄（じおう）　37, 79
子宮脱　27, 72
四肢脱力　88
歯痕　27
痔疾　50, 51, 54
しびれ　75
しもやけ　72
しゃっくり　70
術後癒着性イレウス　8, 74
証　19, 23
消化性潰瘍　55
生姜（しょうきょう）　26
滋養強壮　26, 66, 80
食欲低下　82, 88
食欲不振　69
処方期間　10
心筋梗塞　50, 52, 53
心臓神経症　51, 55
心不全　44, 48, 50
じんま疹　80
水（すい）　65
水滞（すいたい）　51, 65
水毒（すいどく）　41, 65
睡眠障害　17
頭重　16, 17
頭痛　17, 24, 27, 33, 66, 70
臍上悸（せいじょうき）　35
精神安定　35, 36
精神不安　17
生理痛　76
舌診（ぜっしん）　29
全身倦怠感　17

索　引

せん妄　62
蒼朮（そうじゅつ）　26
創治癒　60, 62
瘙痒　80

た行

大黄（だいおう）　58, 83
太鼓腹　56, 59
体重減少　69
大腸メラノーシス　83
脱肛　27, 72
脱力感　21
痰　68
蛋白尿　71
中耳炎　67
低カリウム血症　86
低血圧　24, 25, 31
低心機能　45
低体温　85
盗汗　72
動悸　20
糖尿病性自律神経障害　25, 27, 28
糖尿病性末梢神経障害　75
特発性腸間膜静脈硬化症　83

な行

乳糖不耐症　80
尿蛋白減少　22, 43
尿漏れ　27, 71, 72
認知症の周辺症状　63
寝汗　27, 72
眠気　46
脳浮腫　41

のぼせ　16, 20
ノロウイルス感染症　42

は行

発汗　12
鼻アレルギー　79
鼻水　66, 67, 68
冷え　21, 24, 75, 80
冷え症　51, 72, 76
鼻炎　85
皮下出血　60, 61
微熱　66, 67
皮膚乾燥　61, 76
鼻閉　67, 68
肥満　56, 75
疲労倦怠　66
貧血　61, 72
頻尿　71, 80
不安感　85
副作用　20, 78
腹診（ふくしん）　29, 39
腹水　43
腹部動脈拍動　35
腹部膨満感　74, 80
服用法　8
茯苓（ぶくりょう）　26
附子（ぶし）　26, 84
浮腫　40, 41, 44, 86
不整脈　34
不眠　85
ふらつき　16, 21, 24, 25, 30, 31
閉塞性動脈硬化症　61
変形性膝関節症　59, 75
片頭痛　70

扁桃炎　67
便秘　69, 83
蜂窩織炎　42
ポケット内血腫　61
発疹　80
ほてり　20
牡蛎（ぼれい）　36

ま行

麻黄（まおう）　58, 79, 82
水太り　59
耳鳴り　16
脈診（みゃくしん）　29
むくみ　73
胸のつかえ　53

めまい　17, 21, 24, 25, 27, 30, 31

や行

夜間せん妄　61
やせ薬　56
湯剤　8
腰痛　80
夜泣き　63

ら行

竜骨（りゅうこつ）　36
リンパ浮腫　74
老人性瘙痒症　76
肋間神経痛　55

漢方薬索引

あ行

[117]	茵蔯五苓散	いんちんごれいさん	40, 43
[98]	黄耆建中湯	おうぎけんちゅうとう	60, 62, 72
[15]	黄連解毒湯	おうれんげどくとう	15, 16, 17, 19

か行

[1]	葛根湯	かっこんとう	6, 12, 67, 85
[137]	加味帰脾湯	かみきひとう	85
[138]	桔梗湯	ききょうとう	67, 85
[60]	桂枝加芍薬湯	けいしかしゃくやくとう	13, 69
[26]	桂枝加竜骨牡蛎湯	けいしかりゅうこつぼれいとう	34, 37
[45]	桂枝湯	けいしとう	13
[25]	桂枝茯苓丸	けいしぶくりょうがん	19, 39, 50, 51, 52, 54, 60, 61, 76
[107]	牛車腎気丸	ごしゃじんきがん	74, 75
[31]	呉茱萸湯	ごしゅゆとう	70
[17]	五苓散	ごれいさん	13, 25, 27, 30, 32, 40, 41, 52, 70, 74

さ行

[12]	柴胡加竜骨牡蛎湯	さいこかりゅうこつぼれいとう	19, 34, 35, 39, 50, 52
[11]	柴胡桂枝乾姜湯	さいこけいしかんきょうとう	34, 37
[96]	柴朴湯	さいぼくとう	13, 53
[114]	柴苓湯	さいれいとう	13, 40, 42, 71, 74
[103]	酸棗仁湯	さんそうにんとう	85
[93]	滋陰降火湯	じいんこうかとう	68
[75]	四君子湯	しくんしとう	13
[46]	七物降下湯	しちもつこうかとう	14, 15, 19
[71]	四物湯	しもつとう	13

[64]	炙甘草湯	しゃかんぞうとう	34, 37
[68]	芍薬甘草湯	しゃくやくかんぞうとう	11, 13, 70, 75, 88
[48]	十全大補湯	じゅうぜんたいほとう	61, 72, 79
[51]	潤腸湯	じゅんちょうとう	69
[9]	小柴胡湯	しょうさいことう	13, 39, 67, 74, 81
[109]	小柴胡湯加桔梗石膏	しょうさいことうかききょうせっこう	67
[19]	小青竜湯	しょうせいりゅうとう	6, 67, 79, 85
[30]	真武湯	しんぶとう	15, 19, 24, 25, 30, 69
[111]	清心蓮子飲	せいしんれんしいん	71
[124]	川芎茶調散	せんきゅうちゃちょうさん	66
[53]	疎経活血湯	そけいかっけつとう	88

た行

[84]	大黄甘草湯	だいおうかんぞうとう	83
[100]	大建中湯	だいけんちゅうとう	9, 74, 85
[8]	大柴胡湯	だいさいことう	14, 16
[91]	竹筎温胆湯	ちくじょうんたんとう	68
[89]	治打撲一方	ぢだぼくいっぽう	60, 62
[47]	釣藤散	ちょうとうさん	14, 16, 18
[61]	桃核承気湯	とうかくじょうきとう	14, 19
[86]	当帰飲子	とうきいんし	76
[38]	当帰四逆加呉茱萸生姜湯	とうきしぎゃくかごしゅゆしょうきょうとう	72, 85
[23]	当帰芍薬散	とうきしゃくやくさん	11, 52, 70, 73, 76
[102]	当帰湯	とうきとう	51

な行

| [88] | 二朮湯 | にじゅつとう | 75 |
| [32] | 人参湯 | にんじんとう | 85 |

は行

[29]	麦門冬湯	ばくもんどうとう	68, 85
[7]	八味地黄丸	はちみじおうがん	71, 72, 79
	八珍湯	はっちんとう	13
[16]	半夏厚朴湯	はんげこうぼくとう	13, 19, 50, 51, 53
[37]	半夏白朮天麻湯	はんげびゃくじゅつてんまとう	24, 27, 30, 32
[20]	防已黄耆湯	ぼういおうぎとう	56, 59, 74, 75
[62]	防風通聖散	ぼうふうつうしょうさん	56, 57, 83
[41]	補中益気湯	ほちゅうえっきとう	24, 26, 44, 46, 66, 72, 87

ま行

[127]	麻黄附子細辛湯	まおうぶしさいしんとう	6, 44, 47, 66, 82, 85
[55]	麻杏甘石湯	まきょうかんせきとう	68
[126]	麻子仁丸	ましにんがん	69
[36]	木防已湯	もくぼういとう	44, 48, 50, 53

や行

[54]	抑肝散	よくかんさん	61, 63, 85
[83]	抑肝散加陳皮半夏	よくかんさんかちんぴはんげ	61, 63

ら行

[43]	六君子湯	りっくんしとう	39, 46, 69
[119]	苓甘姜味辛夏仁湯	りょうかんきょうみしんげにんとう	68, 79
[39]	苓桂朮甘湯	りょうけいじゅつかんとう	13, 24, 25, 30, 31
	連珠飲	れんじゅいん	13

著者紹介

北村　順（きたむら じゅん）

1967年島根県生まれ．1992年島根医科大学卒業．医学博士．
島根医科大学第四内科，日本心臓血圧研究振興会附属榊原記念病院，天理よろづ相談所病院循環器内科を経て，2004年より北村内科クリニックにて漢方を本格的に学ぶ．その後，島根大学医学部内科学講座第四（講師）を経て，2010年より神戸海星病院内科部長（現職）・島根大学医学部循環器内科嘱託講師．

・日本内科学会認定内科医
・日本循環器学会認定循環器専門医
・日本東洋医学会認定漢方専門医
・日本東洋医学会兵庫県部会幹事

検印省略

循環器医が知っておくべき漢方薬
定価（本体 2,800 円 + 税）

2013年 2月26日　第1版　第1刷発行
2017年11月 9日　　同　　第4刷発行

監　修　田邊　一明（たなべ　かずあき）
著　者　北村　順（きたむら　じゅん）
発行者　浅井　麻紀
発行所　株式会社 文光堂
　　　　〒113-0033　東京都文京区本郷7-2-7
　　　　TEL（03）3813-5478（営業）
　　　　　　（03）3813-5411（編集）

©北村　順, 2013　　　　　　　　　　印刷・製本：広研印刷

乱丁，落丁の際はお取り替えいたします．

ISBN978-4-8306-1920-5　　　　　　　　　　　Printed in Japan

・本書の複製権，翻訳権・翻案権，上映権，譲渡権，公衆送信権（送信可能化権を含む），二次的著作物の利用に関する原著作者の権利は，株式会社文光堂が保有します．
・本書を無断で複製する行為（コピー，スキャン，デジタルデータ化など）は，私的使用のための複製など著作権法上の限られた例外を除き禁じられています．大学，病院，企業などにおいて，業務上使用する目的で上記の行為を行うことは，使用範囲が内部に限られるものであっても私的使用には該当せず，違法です．また私的使用に該当する場合であっても，代行業者等の第三者に依頼して上記の行為を行うことは違法となります．
・JCOPY〈出版者著作権管理機構　委託出版物〉
本書を複製される場合は，そのつど事前に出版者著作権管理機構（電話 03-3513-6969, FAX 03-3513-6979, e-mail：info@jcopy.or.jp）の許諾を得てください．